Orthopedische casuïstiek

K. van Nugteren, Beek-Berg en Dal, Nederland   *Serieredacteur*

Deze uitgave *Fysiotherapie bij peesaandoeningen* is een onderdeel van de reeks.

Orthopedische casuïstiek
In de boekenreeks van Orthopedische casuïstiek wordt ieder onderwerp besproken aan de hand van patiëntencasuïstiek uit de dagelijkse praktijk.

De tekst is rijk geïllustreerd met educatieve tekeningen en foto's. In het boek worden handige overzichten van tests en oefeningen getoond die van belang zijn voor de behandeling.

Het boek is in het bijzonder bestemd voor fysiotherapeuten, kinesitherapeuten, oefentherapeuten, huisartsen en orthopeden.

Bestellen
De uitgaven uit deze reeks zijn te bestellen via de boekhandel of rechtstreeks via de webwinkel van uitgeverij Bohn Stafleu van Loghum: ►www.bsl.nl.

Serieredactie
De redacteur van Orthopedische casuïstiek is Koos van Nugteren.

Serieredactie:
Koos van Nugteren

Redacteur:
Patty Joldersma

Met medewerking van:
Mascha Friderichs

Fysiotherapie bij peesaandoeningen

Deel 2: bovenste extremiteit

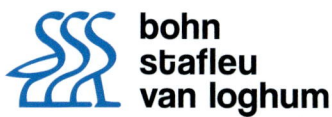

Houten 2020

ISSN 2468-6425 ISSN 2468-6433 (electronic)
Orthopedische casuïstiek
ISBN 978-90-368-2421-7 ISBN 978-90-368-2422-4 (eBook)
https://doi.org/10.1007/978-90-368-2422-4

© Bohn Stafleu van Loghum is een imprint van Springer Media B.V., onderdeel van Springer Nature 2020
Alle rechten voorbehouden. Niets uit deze uitgave mag worden verveelvoudigd, opgeslagen in een geautomatiseerd gegevensbestand, of openbaar gemaakt, in enige vorm of op enige wijze, hetzij elektronisch, mechanisch, door fotokopieën of opnamen, hetzij op enige andere manier, zonder voorafgaande schriftelijke toestemming van de uitgever.

Voor zover het maken van kopieën uit deze uitgave is toegestaan op grond van artikel 16b Auteurswet j° het Besluit van 20 juni 1974, Stb. 351, zoals gewijzigd bij het Besluit van 23 augustus 1985, Stb. 471 en artikel 17 Auteurswet, dient men de daarvoor wettelijk verschuldigde vergoedingen te voldoen aan de Stichting Reprorecht (Postbus 3060, 2130 KB Hoofddorp). Voor het overnemen van (een) gedeelte(n) uit deze uitgave in bloemlezingen, readers en andere compilatiewerken (artikel 16 Auteurswet) dient men zich tot de uitgever te wenden.

Samensteller(s) en uitgever zijn zich volledig bewust van hun taak een betrouwbare uitgave te verzorgen. Niettemin kunnen zij geen aansprakelijkheid aanvaarden voor drukfouten en andere onjuistheden die eventueel in deze uitgave voorkomen. De uitgever blijft onpartijdig met betrekking tot juridische aanspraken op geografische aanwijzingen en gebiedsbeschrijvingen in de gepubliceerde landkaarten en institutionele adressen.

NUR 894
Basisontwerp omslag: Studio Bassa, Culemborg
Automatische opmaak: Scientific Publishing Services (P) Ltd., Chennai, India

Bohn Stafleu van Loghum
Walmolen 1
Postbus 246
3990 GA Houten

www.bsl.nl

Voorwoord

Voor u ligt het boek: *Fysiotherapie bij peesaandoeningen deel 2, bovenste extremiteit*. Het eerste deel behandelde de peesaandoeningen van de onderste extremiteit. Samen vormen de beide delen een belangrijke update van deel drie uit de serie Orthopedische casuïstiek: Onderzoek en behandeling van peesaandoeningen, tendinose (2006).

Aangezien er behalve tendinose ook veel andere peesgerelateerde aandoeningen bestaan, bevatten deze twee nieuwe boeken belangrijke aanvullingen op de oude uitgave, zoals tendinitiden, peesrupturen, avulsiefracturen, apofysitis, de trigger finger, de tendovaginitis stenosans en de peesluxatie. Dit maakt het noodzakelijk dat het boek in twee delen uitgegeven wordt.

Het eerste hoofdstuk bevat de meest relevante basiskennis met betrekking tot pezen en peesaandoeningen. De bouw van een pees wordt beschreven en geïllustreerd. Daarna volgt een overzicht van de meest voorkomende aandoeningen die een pees kunnen treffen. De informatie uit het eerste hoofdstuk is met opzet beschreven in beide delen, zodat ieder deel apart gelezen kan worden zonder informatie te missen.

In ieder volgend hoofdstuk is het uitgangspunt een karakteristieke voorbeeldcasus die hoort bij een bepaalde peesaandoening. De casus wordt gevolgd door de, voor (fysio)therapeuten, relevante achtergrondinformatie. Als de behandeling bestaat uit oefentherapie, wordt het bijbehorende oefenprogramma in het daaropvolgende hoofdstuk beschreven en geïllustreerd. Dit maakt het boek zeer geschikt als naslagwerk en als leerboek.

De redactie

Inhoud

1	**Inleiding**	1
	Koos van Nugteren	
1.1	**Anatomie en histologie**	3
1.1.1	Pees-botovergang	3
1.1.2	Spier-peesovergang	5
1.2	**Peesschede**	5
1.2.1	Peesschede: synoviale en fibreuze deel	5
1.2.2	Losmazig bindweefsel/paratenon	5
1.3	**Vascularisatie en innervatie**	7
1.4	**Pathologie**	8
1.5	**Tendinitis**	9
1.6	**Tendinose**	10
1.6.1	Histologie	11
1.6.2	Het ontstaansmechanisme	12
1.6.3	Predisponerende factoren	12
1.6.4	Locaties	13
1.6.5	Stadia tendinose	13
1.6.6	Conservatieve behandeling van tendinose	13
1.6.7	Operatieve behandeling van tendinose	14
1.7	**Enthesitis**	14
1.8	**Apofysitis**	14
1.9	**Frictiesyndroom**	14
1.10	**Peesschedeontsteking**	15
1.11	**De reumatische hand**	15
1.11.1	Swan-neckdeformiteit bij reumatoïde artritis	16
1.12	**Peesluxatie**	17
	Literatuur	18
2	**Subacromiaal impingementsyndroom (subacromiaal pijnsyndroom)**	21
	Koos van Nugteren	
2.1	**Voorbeeldcasus**	22
2.1.1	Bevindingen bij onderzoek	22
2.2	**Bespreking**	22
2.2.1	Oorzaken	23
2.3	**Fysiotherapie**	25
2.3.1	Acute pijn en inflammatie	26
2.4	**Operatieve behandeling**	27
2.5	**Intern (posterieur) impingementsyndroom**	28
2.6	**Nadere informatie**	29
	Literatuur	29
3	**Oefenprogramma impingementsyndroom**	31
	Koos van Nugteren	
3.1	**Inleiding**	32
3.1.1	Frequentie en dosering	32

3.2	**Elastischebandoefeningen**	32
3.2.1	Adductie met elastische band	33
3.2.2	Endorotatie met elastische band	33
3.2.3	Exorotatie met elastische band	34
3.3	**Dumbell-oefeningen**	35
3.3.1	De vier varianten	35
3.4	**Nadere informatie**	36
	Literatuur	37
4	**Tendinitis calcarea**	**39**
	Koos van Nugteren	
4.1	**Voorbeeldcasus**	40
4.1.1	Bevindingen bij onderzoek	40
4.1.2	Interpretatie	40
4.2	**Bespreking**	40
4.2.1	Incidentie	40
4.2.2	Etiologie	41
4.2.3	Stadia van de aandoening	41
4.2.4	Beeldvormende diagnostiek	42
4.3	**Therapie**	42
4.3.1	Fysiotherapie	43
4.3.2	Andere therapieën	44
4.4	**Nadere informatie**	44
	Literatuur	44
5	**Traumatische rotatorcuffruptuur**	**45**
	Koos van Nugteren	
5.1	**Voorbeeldcasus**	46
5.1.1	Bevindingen bij onderzoek, twee weken na het trauma	46
5.1.2	Interpretatie	46
5.2	**Bespreking**	47
5.2.1	Locatie	48
5.3	**Conservatieve therapie**	49
5.4	**Operatie**	51
5.5	**Nadere informatie**	52
	Literatuur	52
6	**Ruptuur van het caput longum van de m. biceps brachii**	**53**
	Koos van Nugteren	
6.1	**Voorbeeldcasus**	54
6.1.1	Bevindingen bij onderzoek, een week na het begin van de klachten	54
6.1.2	Interpretatie	54
6.2	**Bespreking**	54
6.2.1	Etiologie	55
6.2.2	Diagnostiek	55
6.3	**Conservatieve therapie**	57
6.4	**Operatieve therapie**	57
6.5	**Complicaties**	58

6.6	Andere aandoeningen van het caput longum	58
6.7	Nadere informatie	59
	Literatuur	60

7 Laterale elleboogtendinose (tenniselleboog) 61
Koos van Nugteren

7.1	Voorbeeldcasus	62
7.1.1	Bevindingen bij onderzoek, vier maanden na het ontstaan van de klachten	62
7.2	Bespreking	62
7.2.1	Etiologie	63
7.2.2	Pathofysiologie	63
7.2.3	Diagnose en differentiaaldiagnostiek	63
7.2.4	Beeldvorming	64
7.3	Conservatieve therapie	64
7.3.1	Andere conservatieve therapievormen	64
7.3.2	Corticosteroïdinjecties	65
7.4	Operatieve therapie	65
7.5	Nadere informatie	65
	Literatuur	65

8 Oefenprogramma laterale elleboogtendinose 67
Koos van Nugteren

8.1	Inleiding	68
8.2	Oefenprogramma	68
	Literatuur	68

9 Mediale elleboogtendinose (golferselleboog) 71
Koos van Nugteren

9.1	Voorbeeldcasus	72
9.1.1	Bevindingen bij onderzoek van de rechterelleboog	72
9.1.2	Interpretatie	72
9.2	Bespreking	72
9.2.1	Differentiaaldiagnostiek: pees, ligament of bot?	72
9.3	Therapie	74
9.4	Nadere informatie	74
	Literatuur	74

10 Oefenprogramma mediale elleboogtendinose 75
Koos van Nugteren

10.1	Inleiding	76
10.2	Oefenprogramma	76

11 Syndroom van De Quervain 79
Patty Joldersma

11.1	Voorbeeldcasus	80
11.1.1	Bevindingen bij onderzoek, drie weken na het begin van de klachten	80
11.2	Bespreking	80
11.2.1	Anatomie	80

11.2.2	Pathofysiologie	80
11.2.3	Predisponerende factoren	81
11.2.4	Symptomatologie	81
11.3	**Diagnostiek**	81
11.3.1	Pijnprovocatietests	81
11.4	**Conservatieve therapie**	82
11.4.1	Relatieve rust	82
11.4.2	Corrigeren van een verkeerde belasting	82
11.4.3	Corticosteroïdinjectie	83
11.4.4	Spalktherapie	84
11.4.5	Excentrische spierversterkende oefeningen	85
11.4.6	NSAID's	85
11.4.7	Medical taping	85
11.5	**Operatieve therapie**	86
11.6	**Oefenprogramma**	86
11.7	**Nadere informatie**	86
	Literatuur	86

12	**Oefenprogramma's syndroom van De Quervain**	**87**
	Patty Joldersma	
12.1	**Peesglij-oefeningen**	88
12.1.1	Ulnairdeviatie – radiaaldeviatie	88
12.1.2	Abductie/extensie – adductie/flexie	88
12.1.3	Ulnairdeviatie/adductie – radiaaldeviatie/abductie	88
12.1.4	Ulnairdeviatie/flexie – radiaaldeviatie/flexie	88
12.1.5	Ulnairdeviatie/flexie/adductie – radiaaldeviatie/dorsaalflexie/extensie/abductie	88
12.2	**Excentrische spierversterking EPB en APL**	88
12.2.1	Specifiek EPB	88
12.2.2	Specifiek APL	92
12.2.3	Weerstand tegen hand en duim	92
	Literatuur	93

13	**Trigger finger/tendovaginitis stenosans (TVS)**	**95**
	Patty Joldersma	
13.1	**Voorbeeldcasus**	96
13.1.1	Bevindingen bij onderzoek, zeven weken na het begin van de klachten	96
13.2	**Bespreking**	96
13.2.1	Anatomie	96
13.2.2	Pathofysiologie	96
13.2.3	Etiologie	97
13.2.4	Prevalentie	99
13.2.5	Prognose	99
13.2.6	Symptomen	99
13.2.7	Classificatie	99
13.3	**Conservatieve therapie**	99
13.3.1	Handgebruik (ergonomie)	100
13.3.2	Corticosteroïdinjectie	100
13.3.3	Spalktherapie	101

13.3.4	NSAID's	101
13.3.5	Tendon glide exercise	101
13.3.6	Therapie van TVS bij cmc1-artrose	103
13.3.7	Massage	103
13.4	**Operatieve therapie**	104
13.5	**Nadere informatie**	104
	Literatuur	104

14 Jersey finger 105
Koos van Nugteren en Patty Joldersma

14.1	**Voorbeeldcasus**	106
14.1.1	Bevindingen bij onderzoek, zes uur na het letsel	106
14.2	**Bespreking**	106
14.2.1	Etiologie	106
14.3	**Therapie**	106
14.3.1	Revalidatie	107
	Literatuur	108

15 Mallet finger 111
Patty Joldersma

15.1	**Voorbeeldcasus**	112
15.1.1	Bevindingen bij onderzoek, één week na het recidief	112
15.2	**Bespreking**	112
15.2.1	Etiologie	113
15.2.2	Beeldvorming	113
15.2.3	Prognose	113
15.3	**Conservatieve therapie**	113
15.3.1	Spalkinstructie aan de patiënt	114
15.3.2	Na de periode van continue immobilisatie	115
15.3.3	Complicaties	115
15.3.4	Swan-neckdeformiteit	116
15.4	**Resultaten van conservatief beleid**	116
15.5	**Operatieve therapie**	116
15.6	**Nadere informatie**	117
	Literatuur	117

16 Oefenprogramma mallet finger 119
Patty Joldersma

16.1	**Inleiding**	120
16.2	**Oefeningen**	120
16.2.1	FDS-oefening/flexie PIP-gewricht	120
16.2.2	DIP-flexie en extensie	120
16.2.3	Een vuist maken	122
16.2.4	Coördinatieoefeningen/functionele oefeningen	123
16.3	**Opbouw van de oefeningen**	123
	Literatuur	124

17	**Boutonnièredeformiteit**..125	
	Koos van Nugteren	
17.1	**Voorbeeldcasus**..126	
17.1.1	Bevindingen bij onderzoek, drie weken na het begin van de klachten....................126	
17.2	**Bespreking**..126	
17.2.1	Etiologie...126	
17.2.2	Natuurlijk beloop...127	
17.3	**Conservatieve therapie**..128	
17.3.1	Revalidatie..128	
17.4	**Operatieve therapie**...128	
	Literatuur...129	

18	**Multiple peesrupturen in de hand als gevolg van een zaagincident: een follow-up van 41 jaar**..131	
	Koos van Nugteren	
18.1	**Voorbeeldcasus**..132	
18.2	**Status praesens**..134	
18.3	**Inspectie**...134	
18.4	**Passief bewegingsonderzoek**..135	
18.5	**Interpretatie**..135	
18.6	**Diagnose**...135	
18.7	**Therapie**...135	
18.8	**Follow-up**..136	
18.9	**Bespreking**..136	
	Literatuur...136	

Bijlagen..137
Bijlage I Peesletsels van de hand: indeling in zones..138
Bijlage II Oorzaken van een lumbricalis plus-vinger..140
Eerder verschenen delen uit de serie Orthopedische casuïstiek...........................142
Register..143

Inleiding

Koos van Nugteren

1.1 Anatomie en histologie – 3
1.1.1 Pees-botovergang – 3
1.1.2 Spier-peesovergang – 5

1.2 Peesschede – 5
1.2.1 Peesschede: synoviale en fibreuze deel – 5
1.2.2 Losmazig bindweefsel/paratenon – 5

1.3 Vascularisatie en innervatie – 7

1.4 Pathologie – 8

1.5 Tendinitis – 9

1.6 Tendinose – 10
1.6.1 Histologie – 11
1.6.2 Het ontstaansmechanisme – 12
1.6.3 Predisponerende factoren – 12
1.6.4 Locaties – 13
1.6.5 Stadia tendinose – 13
1.6.6 Conservatieve behandeling van tendinose – 13
1.6.7 Operatieve behandeling van tendinose – 14

1.7 Enthesitis – 14

1.8 Apofysitis – 14

1.9 Frictiesyndroom – 14

1.10 Peesschedeontsteking – 15

© Bohn Stafleu van Loghum is een imprint van Springer Media B.V., onderdeel van Springer Nature 2020
K. van Nugteren en P. Joldersma (Red.), *Fysiotherapie bij peesaandoeningen*, Orthopedische casuïstiek,
https://doi.org/10.1007/978-90-368-2422-4_1

1.11 De reumatische hand – 15
1.11.1 Swan-neckdeformiteit bij reumatoïde artritis – 16

1.12 Peesluxatie – 17

Literatuur – 18

1.1 Anatomie en histologie

Een spier verbindt twee botdelen met elkaar en maakt het mogelijk dat zij ten opzichte van elkaar kunnen bewegen. De pees vormt de overgang van spier naar bot en zet de contractie van de spier over in een beweging van het botstuk.

Peesweefsel moet grote trekkrachten aankunnen, in het geval van de achillespees soms meer dan 9.000 N ofwel 900 kg per cm^2 [1].

Hoewel een pees zeer sterk is, is pathologie van de pees een frequent voorkomend verschijnsel; vooral sporters lopen een verhoogd risico. De namen van veel peesaandoeningen verwijzen naar een sportactiviteit; denk hierbij aan de tenniselleboog, de golfersarm en de jumpers knee. Toch ontstaan er ook peesaandoeningen bij mensen die weinig belastende activiteiten uitvoeren.

Een pees is, zoals iedere vorm van bindweefsel, samengesteld uit drie basisbestanddelen (fig. 1.1):
1. De peescel; er zijn twee typen peescellen:
    - De fibroblast. Aangezien de fibroblast zich in peesweefsel bevindt, wordt deze ook wel tenoblast genoemd.[1] De fibroblast is een peescel die relatief snel de twee andere bestanddelen van een pees kan aanmaken, te weten collagene vezels en grondsubstantie. Anders gezegd: de cel heeft een hoge turnover rate. Een fibroblast speelt een belangrijke rol bij herstel van een beschadigde pees.
    - De tenocyt. Dit is een peescel die relatief langzaam de andere bestanddelen van de cel aanmaakt; de cel heeft een lage turnover en speelt een rol bij het onderhouden van de structuur van de pees.
2. Collagene vezels (fibrillen); gezonde peesvezels bestaan voornamelijk uit collageen type I.
3. Grondsubstantie ofwel matrix.

Aangezien een pees hoge trekkrachten moet kunnen weerstaan, bestaat de pees vrijwel uitsluitend uit collagene vezels en maar voor een heel klein deel uit grondsubstantie (0,5–1 %). Het drooggewicht van een volgroeide pees bestaat voor 99 % uit collageen [3]. De collagene vezels zijn binnen de pees gegroepeerd in bundels die zeer dicht op elkaar liggen (fig. 1.2).

De tenoblast wordt bij mechanische vervorming gestimuleerd om collagene vezels te produceren. Daarom wordt een pees sterker door veel wisselende belastingen. Aangezien er na verloop van tijd meer collagene vezels naast elkaar liggen, wordt de pees ook dikker. Dit is een functionele aanpassing aan de verhoogde belasting.

Bij immobilisatie van een extremiteit gebeurt het tegenovergestelde: de niet-belaste pees atrofieert/degenereert, zodat na een maand immobilisatie nog slechts 20 % van de oorspronkelijke belastbaarheid resteert [19].

Wanneer gezonde peesvezels beschadigd raken, zal in eerste instantie collageen III[2] worden aangelegd op de plaats van het letsel. Collageen III is weliswaar veel zwakker dan collageen I, maar het kan in korte tijd worden aangemaakt om beschadigd weefsel te repareren. Op langere termijn wordt het collageen III weer 'omgebouwd' tot collageen I. Deze fase van weefselherstel wordt dan ook de ombouwfase of remodelleringsfase genoemd.

> **Collageentypen**
>
> Er zijn tot dusverre meer dan twintig collageentypen bekend [1]. In bindweefsel wordt voornamelijk type I, II, en III gevonden. Pezen en ligamenten bevatten voornamelijk collageentype I, terwijl kraakbeen vooral collageentype II bevat. Collageentype III wordt aangelegd op die plaatsen waar het collageen beschadigd is.

1.1.1 Pees-botovergang

Men kan onderscheid maken tussen een directe en een indirecte aanhechting aan het bot.
- Directe aanhechting: op de overgang bevindt zich een fibrocartilagineuze zone. Hoe verder de pees doordringt in het bot, des te meer

---

1 Tendo = pees. Fibra = vezel. Blast = moedercel. Kytos = cel.

2 Collageen type III werd vroeger aangeduid als reticulaire vezels (= netvormige vezels).

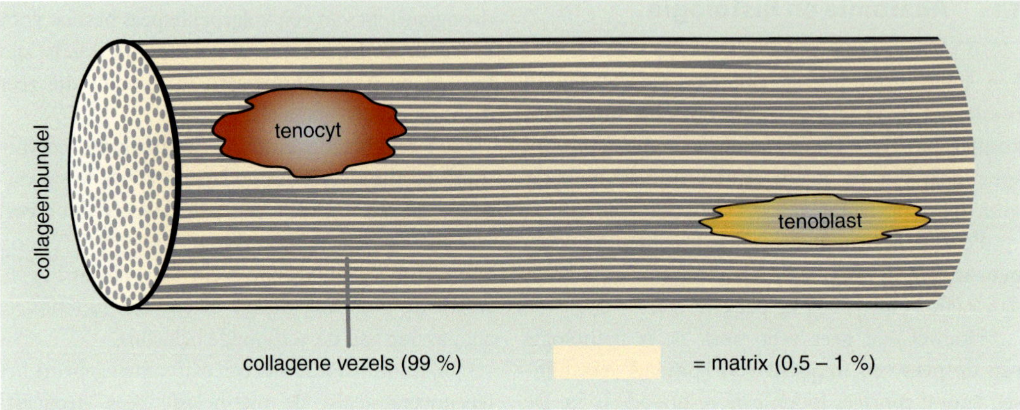

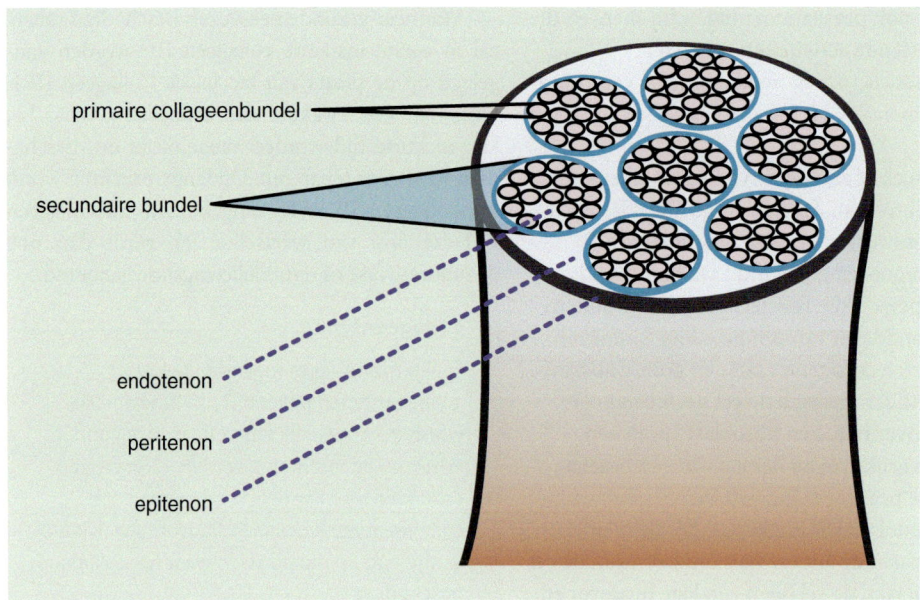

◘ Figuur 1.1 Een pees bestaat uit drie basisbestanddelen: cellen, vezels en matrix. Afgebeeld is een collageenbundel

◘ Figuur 1.2 Dwarsdoorsnede van een pees, schematische weergave; in werkelijkheid liggen de bundels collageen zeer dicht tegen elkaar

calcificatie men aantreft tussen de collagene vezels en uiteindelijk verandert de pees in botweefsel. Er bestaat hierbij een geleidelijke overgang van vervormbaar peesweefsel naar hard bot. Daar waar de pees overgaat in bot, is dikwijls sprake van een knobbel op het bot. Hiermee wordt een sterkere aanhechting gecreëerd. Zo'n knobbel noemt men een apofyse, processus, tuberculum (◘fig. 1.3) of tuberositas.

- Indirecte aanhechting: de meeste collagene peesvezels eindigen in het botvlies (periost). Aangezien dit type aanhechting zwakker is dan de directe aanhechting, beslaat de insertie gewoonlijk een groter gebied.

1.2 Peesschede

Op plaatsen waar pezen aan wrijving blootstaan – met name in handen en vingers – worden zij omgeven door een peesschede of door losmazig bindweefsel en vetweefsel [1].

1.2.1 Peesschede: synoviale en fibreuze deel

Een synoviale peesschede (◘fig. 1.6a) is een dubbelwandige bindweefselkoker die gevuld is met synovia en waarvan de binnenwand vast met de pees is verbonden. De koker is niet geheel rondom de pees gelegen maar wordt aan een zijde onderbroken. Door deze opening kunnen bloedvaten en zenuwen de pees bereiken [2]. De synoviale peesschede wordt samen met de pees op de plaats gehouden tegen het bot door fibreuze banden: dit noemt men het fibreuze deel van de peesschede ofwel de vagina fibrosa tendinis. Vooral aan de buigzijde van vingergewrichten bevinden zich deze banden; ze worden daar ook wel *pulleys* genoemd (◘fig. 13.1). Als de band nogal breed is, wordt hij retinaculum[3] genoemd. Een retinaculum houdt vaak meer pezen op de plaats. Het bekendste voorbeeld in de hand is het retinaculum musculorum flexorum (◘fig. 1.7). Onder dit retinaculum bevinden zich tien buigpezen voor de vingers en de n. medianus.

1.2.2 Losmazig bindweefsel/ paratenon

Als de pees of spier beweegt ten opzichte van de omgeving, en er is geen peesschede, dan wordt de pees gewoonlijk omgeven door losmazig bindweefsel en vetweefsel [1]. Men noemt deze omhulling van de pees het paratenon (◘fig. 1.6b). Het losmazig bindweefsel bestaat uit een open netwerk van collagene vezels, die in allerlei richtingen zijn gestructureerd. Ertussenin ligt vetweefsel en er

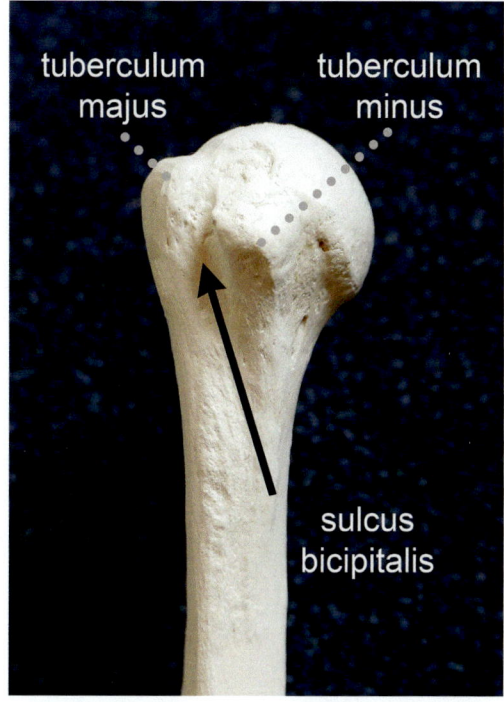

◘ Figuur 1.3 Het tuberculum majus vormt de insertie van de m. supraspinatus, m. infraspinatus en m. teres minor. Het tuberculum minus vormt de insertie van de m. subscapularis. Tussen de beide tuberculi bevindt zich de sulcus bicipitalis

1.1.2 Spier-peesovergang

De spier-peesovergang gebeurt geleidelijk: de pees eindigt niet ter hoogte van de spier, maar loopt daarin door als een bindweefselachtige structuur die epimysium, perimysium en endomysium wordt genoemd (◘fig. 1.4). Dit is niet-contractiel bindweefsel dat zich bevindt tussen de contractiele spiervezels. Pathologie die beschreven wordt voor peesweefsel kan in principe ook ontstaan binnen deze niet-contractiele structuren van de spierbuik.

Op microscopisch niveau liggen de collagene vezels van de pees ingebed in de vingervormige uitstulpingen van het uiteinde van de spiercellen (◘fig. 1.5).

---

3 Retinaculum: bandvormige structuur die een orgaan of weefseldeel op de plaats houdt.

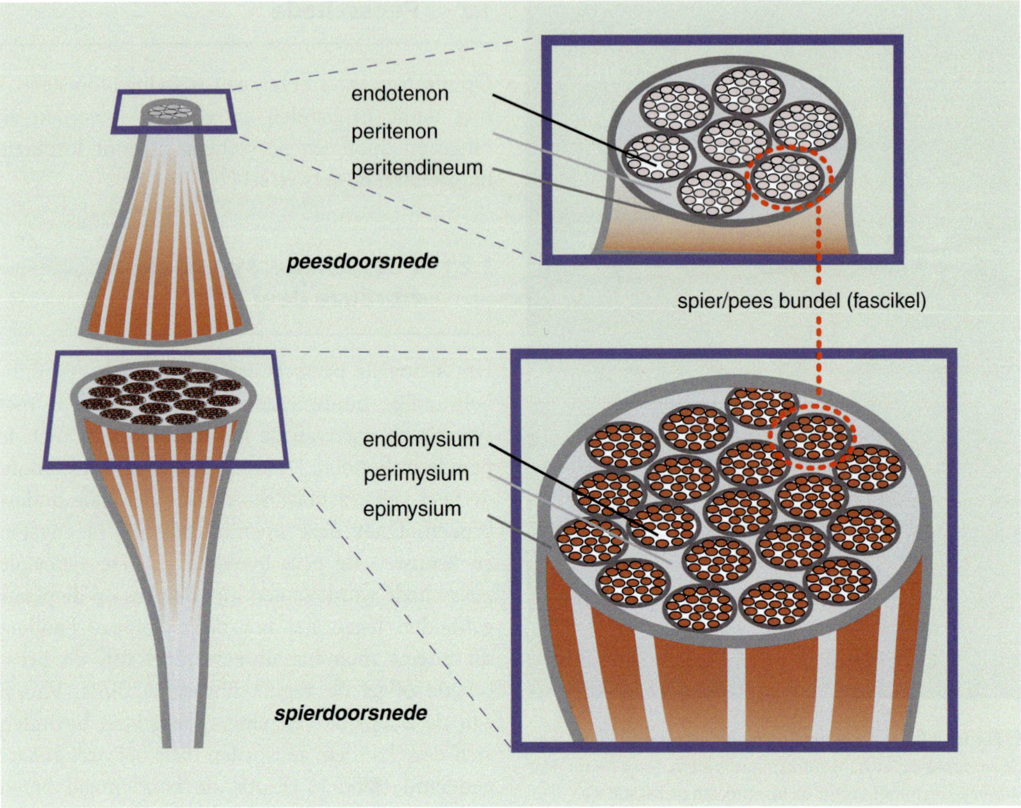

◘ **Figuur 1.4** Peesweefsel zet zich voort in de spier als een niet-contractiele structuur; het endotenon, peritenon en epitenon van de pees komen overeen met het endomysium, perimysium en epimysium van de spier

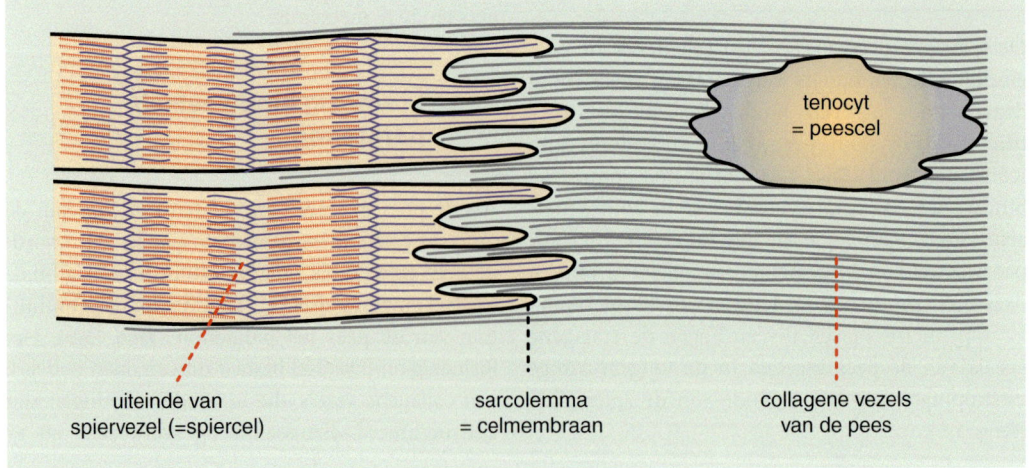

◘ **Figuur 1.5** De spierpeesovergang op microscopisch niveau: de collagene vezels van de pees liggen ingebed in vingervormige uitstulpingen van het uiteinde van de spiercellen

1.3 · Vascularisatie en innervatie

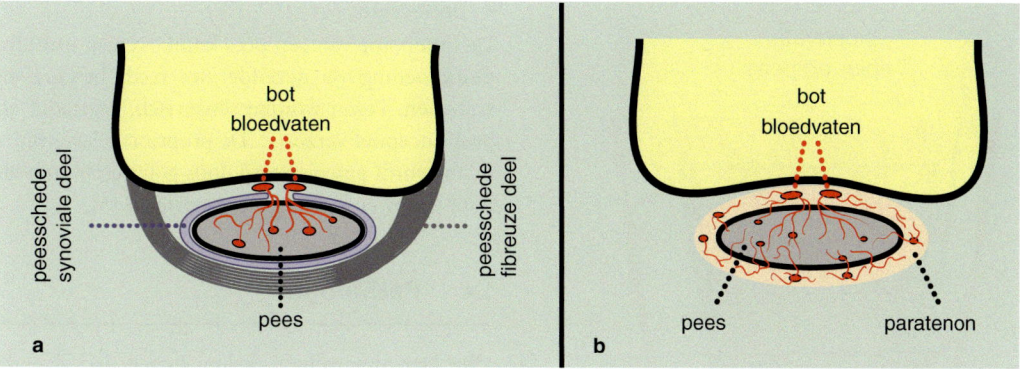

Figuur 1.6 (a) Een peesschede omhult de pees. (b) Het paratenon omhult de pees

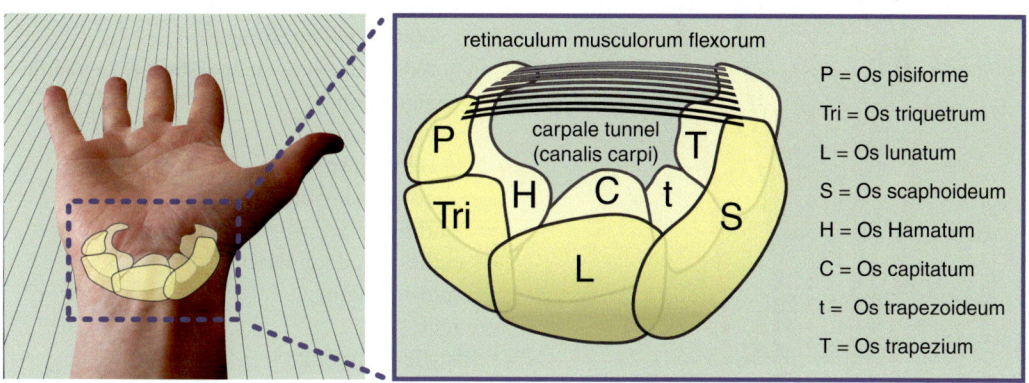

Figuur 1.7 Illustratie van het retinaculum musculorum flexorum. Onder dit retinaculum (in de carpale tunnel) bevinden zich tien buigpezen voor de vingers en de n. medianus

bevinden zich bloedvaatjes, die voor een deel ook de pees vasculariseren. Het netwerk van losmazig bindweefsel is zeer glad en vervormbaar en goed in staat om wrijving op te vangen.

1.3 Vascularisatie en innervatie

Omdat pezen van anatomische preparaten een wit glanzend uiterlijk hebben, werd in het verleden verondersteld dat pezen een slechte doorbloeding hebben. Dit idee is inmiddels achterhaald. Wordt een levende pees doorgesneden, dan treedt onmiddellijk een bloeding op in het snijvlak [1]. Pezen bevatten weliswaar weinig bloedvaten, maar verbruiken ook weinig zuurstof: tijdens spiercontracties hebben pezen in tegenstelling tot spieren *geen* verhoogde zuurstofbehoefte. Veneus bloed dat de pees verlaat, blijkt nog voor 90 % verzadigd te zijn met zuurstof. We kunnen dus aannemen dat het peesweefsel het aanbod van zuurstof niet verbruikt [1, 3].

Binnen sommige pezen zijn er plekken die *meer* en plekken die *minder* worden gevasculariseerd. Zo wordt het mid-portion deel van de achillespees minder doorbloed dan de rest van de pees [4]. Dergelijke hypovasculaire zones worden vaak geassocieerd met tendinose en peesletsels. Er is echter geen bewijs dat de minder uitgebreide vascularisatie de oorzaak is van tendinose of peesrupturen. Wel is duidelijk dat gedegenereerde pezen juist gekenmerkt worden door *hyper*vascularisatie tengevolge van nieuwvorming van bloedvaten (neovascularisatie).

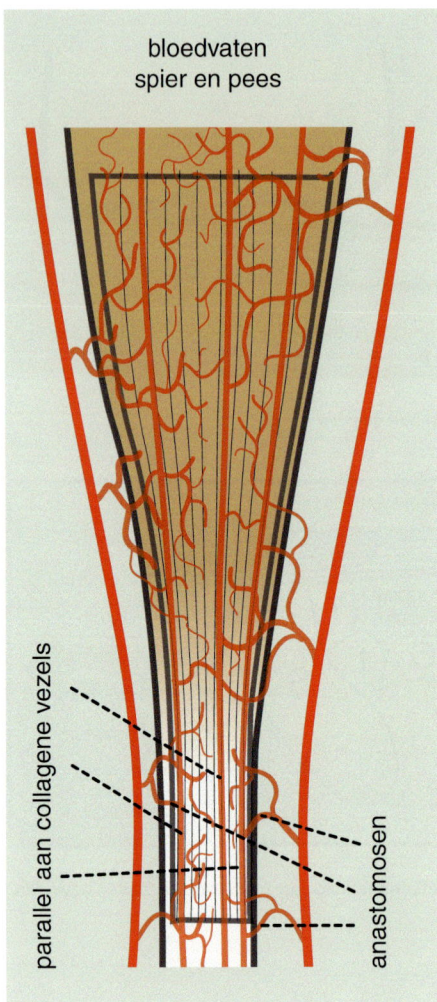

Figuur 1.8 Vascularisatie van de spierpeeseenheid: vereenvoudigde voorstelling

Doorbloeding van een pees gebeurt met vier systemen [5]:
- Er lopen bloedvaten binnenin de pees, parallel aan de collagene vezels (fig. 1.8).
- In het overgangsgebied van bot naar pees verbinden de bloedvaten van bot en periost zich met die van de pees.
- Er bestaan anastomosen (verbindingen) met bloedvaten die zich buiten de pees bevinden (fig. 1.8).
- Er bestaan anastomosen met bloedvaten in het gebied van de peesschede (fig. 1.6a).

- **Innervatie**

De innervatie van een pees komt overeen met zijn doorbloeding via dezelfde vier reeds beschreven systemen. Pezen worden sensorisch, vegetatief en proprioceptief verzorgd. De proprioceptieve informatie wordt geregistreerd door golgireceptoren en door zenuwen verder getransporteerd [5].

1.4 Pathologie

Men kan onderscheid maken tussen de volgende vormen van pathologie:
- tendinitis:
    - traumatisch: contusie[4] of (partiële) ruptuur, of forse overbelasting,
    - tendinitis calcarea; de resorptiefase van de aandoening,
    - auto-immuun,
    - zeldzame oorzaken, bijvoorbeeld een corpus alienum;
- tendinose;
- enthesitis[5], door overbelasting of auto-immuun;
- apofysitis;
- frictiesyndroom;
- peesschedeontsteking.

> **Tendinitis versus tendinose**
>
> Het is zinvol onderscheid te maken tussen enerzijds een peesontsteking, de *tendinitis*, en anderzijds een degeneratief proces; de *tendinose*. Tendinitis heeft als histologisch kenmerk dat zich ontstekingscellen (leukocyten en macrofagen) in het aangedane weefsel bevinden. Klinisch is tendinitis te herkennen aan een verhoging van de temperatuur van de pees. Bij een *zuivere* degeneratie aan de pees (tendinose) treedt deze temperatuurverhoging niet op. Zwelling en pijn zijn symptomen die zowel bij een tendinitis als tendinose optreden.

---

4   Contusie: kneuzing door een stomp letsel.
5   Enthesitis = inflammatie ter plaatse van de aanhechtingsplaats van pezen, ligamenten of gewrichtskapsels.

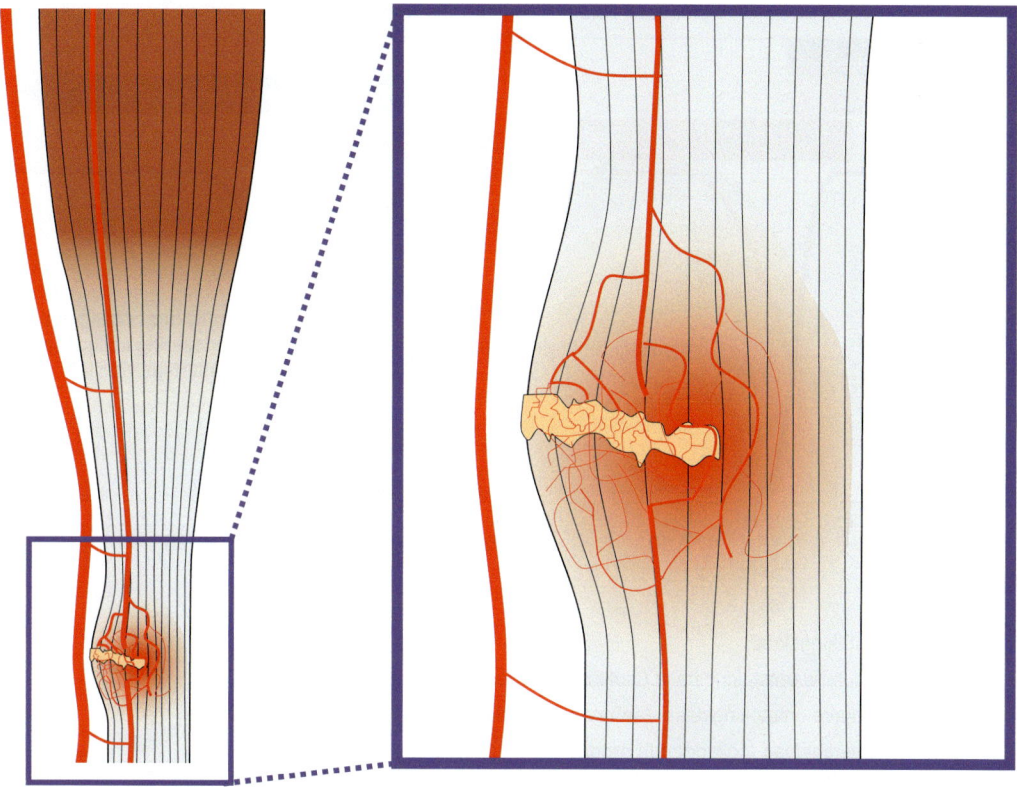

Figuur 1.9 Een inflammatoire reactie na een partiële peesruptuur: in de scheur vormt zich granulatieweefsel waarbinnen zich een netwerk van bloedvaatjes vormt

1.5 Tendinitis

Oorzaken van een tendinitis:
- *Een acute traumatische tendinitis, al dan niet met ruptuur.*
  Een acute traumatische tendinitis ontstaat direct na een acuut letsel van de pees zoals een (partiële) ruptuur of contusie van de pees. De beschadiging zal normaliter leiden tot een reparatieproces dat begint met een pijnlijke ontstekingsreactie (fig. 1.9). Een dergelijke ontstekingsreactie wordt ook wel inflammatie genoemd en is het begin van een normaal fysiologisch herstelproces (wondgenezing) dat optreedt na iedere vorm van weefselbeschadiging (fig. 1.10). Een ruptuur kan genezen als de peesstompen niet te ver van elkaar verwijderd zijn. Bij peesrupturen van de vingerbuigers kan deze afstand te groot zijn. Een operatie is dan nodig om de peesstompen naar elkaar toe te brengen en te hechten. Soms scheurt een pees af van het bot en is operatieve fixatie op het bot noodzakelijk.
- *Een niet-acute tendinitis door overbelasting van de pees.*
  Vaak wordt de niet-acute tendinitis veroorzaakt door beoefening van een explosieve sport. Dit type tendinitis is meestal niet ernstig en herstelt vrij snel. Er bestaat een geringe inflammatie. Kenmerkend zijn vooral startpijn en een gevoel van stijfheid in de pees de eerste ochtenden na een sportwedstrijd. De startstijfheid wordt veroorzaakt door fibroblasten die snel bindweefsel vormen waardoor het bindweefsel in en om de pees stugger wordt. Beweging, rekkingen en vermijden van explosieve belasting, kunnen dit fenomeen meestal snel verhelpen.

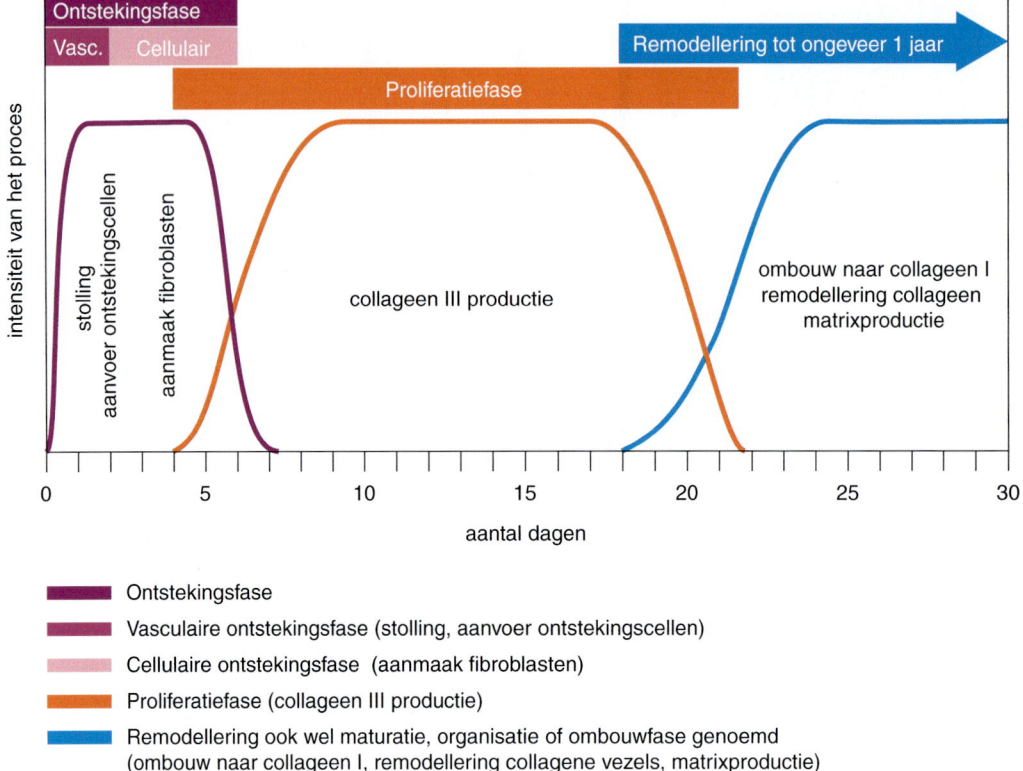

Figuur 1.10 Fysiologische herstelprocessen die plaatsvinden na weefselletsel

- *Het laatste stadium van een tendinitis calcarea (de resorpsiefase).*
  Soms ontstaat er spontaan een kalkspat in een pees. Deze kan jaren asymptomatisch aanwezig zijn. Opeens kan hij echter door het lichaam worden 'opgemerkt' en als een vreemd element worden beschouwd. Er ontstaat dan een felle ontsteking rond de kalkhaard (fig. 1.11). Voorkeursplaatsen van een tendinitis calcarea in de bovenste extremiteit zijn de rotatorcuffpezen (zie ▶H. 4).
- *Tendinitis als gevolg van een auto-immuunreactie.*
  Er kunnen bij bepaalde vormen van reumatoïde artritis, behalve gewrichtsontsteking, bursitis en tendovaginitis, ook peesontstekingen voorkomen. Dikwijls betreft het de pezen van de hand. Hierbij is de afweer gericht tegen lichaamseigen, gezond peesweefsel. Dit type ontsteking is ongewenst en wordt met ontstekingsremmende medicatie behandeld.
- *Zeldzame oorzaken.*
  Zeldzame oorzaken zijn bijvoorbeeld erfelijke aandoeningen of genetische afwijkingen. Deze aandoeningen worden niet in dit boek besproken.

1.6 Tendinose

Tendinose betreft een degeneratief proces in de pees. Over de oorzaak van deze vorm van pathologie is nog veel onbekend. Een tendinose kan ook zonder symptomen aanwezig zijn. Dat maakt het moeilijk deze aandoening een passende benaming te geven. In het verleden werd vooral de term 'tendinitis' gebruikt voor deze niet-inflammatoire aandoening. Tegenwoordig wordt steeds vaker de

1.6 · Tendinose

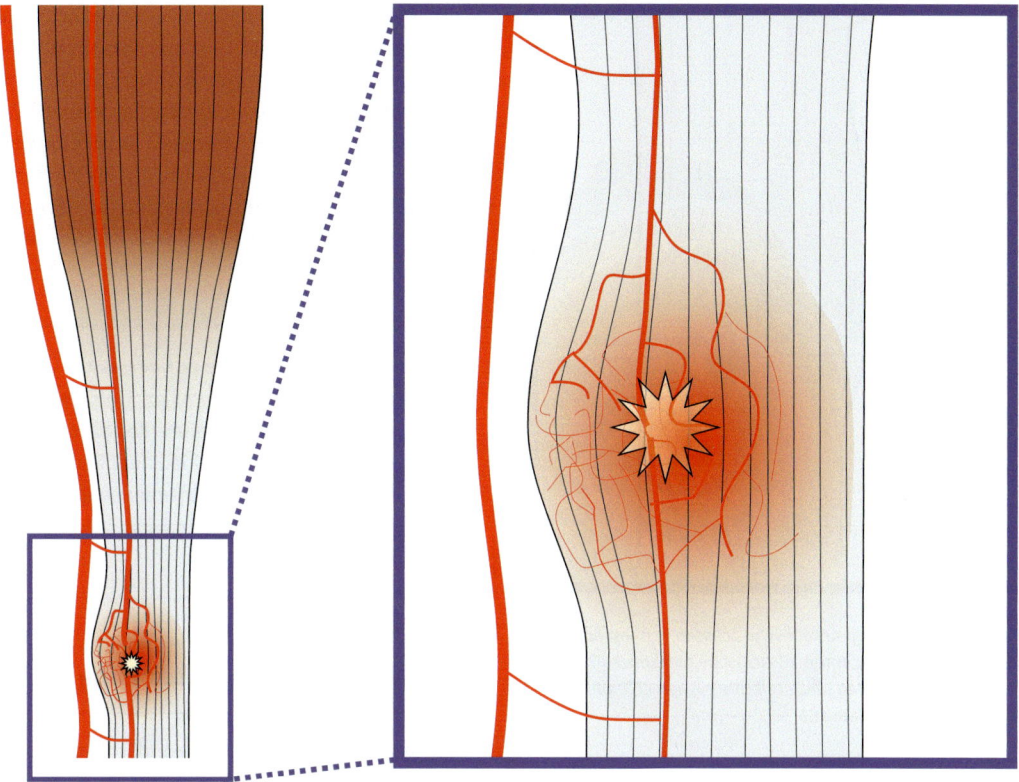

Figuur 1.11 Ontstekingsreactie rond een kalkdepot binnen een pees

meer algemene term 'tendinopathie' (peespijn) gehanteerd, een term die eigenlijk niets zegt over de oorzaak van deze aandoening. Dit boek hanteert bij voorkeur de term 'tendinose'. Hoewel het nog moeilijk te verklaren is *waarom* een tendinose ontstaat, is er inmiddels wel het een en ander bekend over de veranderingen die zich binnen de pees voltrekken bij het ontstaan van de aandoening en bij de genezing ervan.

1.6.1 Histologie

Histologische kenmerken van aangedaan peesweefsel bij een tendinose (fig. 1.12):
- Er worden *geen* ontstekingscellen gevonden in chronisch pijnlijke pezen [6, 7]. Er is dan ook geen sprake van inflammatie. Het is daarom beter om te spreken van een *tendinose* dan van een *tendinitis*.
- Er bestaat een verhoogde mate van ingroei van bloedvaten [8–10]. De klinische betekenis hiervan is groot. Het blijkt dat alleen *pijnlijke* pezen en het omhullende paratenon [11][6] deze ingroei van bloedvaatjes vertonen.
- Er bestaat een verhoogde mate van innervatie. Vrije zenuwuiteinden groeien in de nabijheid van de nieuwgevormde bloedvaatjes het gedegenereerde weefsel in en zijn van belang bij de registratie van pijn binnen de pees [12].
- Er wordt een verhoogde concentratie van de neurotransmitter glutamaat aangetroffen. Deze stof stimuleert de prikkelgeleiding van zenuwen en is dan ook van betekenis bij pijngewaarwording. Samen met de verhoogde ingroei van vrije zenuwuiteinden verklaart dit dat tendinotische pezen pijnlijk zijn.

---

6 Paratenon is los bindweefsel dat zich rondom de pees bevindt.

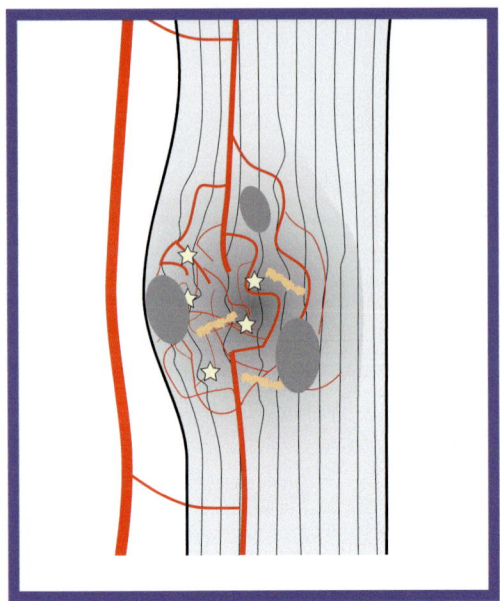

● **Figuur 1.12** Degeneratieve processen in peesweefsel: zwelling, partiële rupturen, necrotische plekken, kalkhaardjes, verstoring van een juiste oriëntering van collagene vezels en neovascularisatie

- Er worden in tendinotisch peesweefsel meer tenoblasten aangetroffen dan in gezond peesweefsel.
- Er bestaat een *toename* van de hoeveelheid grondsubstantie (matrix) tussen de vezels en de cellen. Grote aantallen lange proteoglycaanketens vallen op. De peesvezels worden door de grote hoeveelheid matrix uit elkaar geduwd en de pees wordt hierdoor dikker.
- Er is een afname van de hoeveelheid collageen I-vezels die normaliter in gezond weefsel voorkomen, maar er is een toename van de hoeveelheid collageen III, een type weefsel dat gewoonlijk in eerste instantie geproduceerd wordt door de fibroblasten als reactie op weefselbeschadiging. Deze 'reparatievezels' zijn zwakker dan collageen I [13].
- De collagene vezels liggen niet meer parallel ten opzichte van elkaar; de structuur is in negatieve zin veranderd [14].
- Dikwijls worden partiële rupturen aangetroffen in een gedegenereerde pees. Bij operaties van achillespeestendinose waarbij aangedaan weefsel wordt verwijderd, vindt men in een kwart van de gevallen ook partiële rupturen [14, 15].

De verhoogde van ingroei van bloedvaten, het grote aantal fibroblasten en de toename van grondsubstantie en collageen III zijn kenmerken die ook gezien worden bij wondgenezingsprocessen. Wat ontbreekt zijn de eerdergenoemde ontstekingscellen. Gedegenereerd peesweefsel is dus niet inflammatoir. Tendinose kan, in tegenstelling tot 'normale' wondgenezing, maanden voortduren zonder dat er enige verandering optreedt.

> **Definitie**
>
> Tendinose is een vergeefse poging van peesweefsel om zich te herstellen. Het beeld ontstaat van slecht georganiseerde collageen III-vezels, van elkaar gescheiden door een overmaat van grondsubstantie met daarin verspreide hypervasculaire en hypercellulaire gebieden.

1.6.2 Het ontstaansmechanisme

Tendinose treedt meestal op zonder (merkbaar) voorafgaand letsel. De kwaliteit van de pees gaat zonder aanwijsbare oorzaak achteruit. Lang niet altijd geeft tendinose klachten. Het wordt ook gezien bij klachtenvrije personen. Het is zeker niet uitgesloten dat miniletsels, veroorzaakt door licht belaste frequent uitgevoerde repeterende bewegingen, een rol spelen in het ontstaan of symptomatisch worden van tendinose [16, 17].

1.6.3 Predisponerende factoren

Er zijn diverse factoren van invloed op de kwaliteit van de pees en het ontstaan van tendinose:
- Veroudering. Degeneratieve veranderingen vinden plaats tijdens het verouderingsproces. Het aantal peescellen vermindert als men ouder wordt. Dit heeft als directe consequentie dat de productie van collagene vezels afneemt. Een van de oorzaken is dat oudere mensen in de regel minder lichamelijke activiteiten uitvoeren [18].
- Langdurig corticosteroïdgebruik (bijvoorbeeld prednison) leidt tot verzwakking van peesweefsel.

- Onderbelasting: vermoedelijk ontstaat tendinose eerder bij mensen die weinig *piekbelastingen* ondergaan. Zo ziet men regelmatig achillespeestendinose bij intensieve duursporters zoals marathonlopers.
- Immobilisatie: al geruime tijd is bekend dat immobilisatie een aanslag is op de trekkracht van pezen. Tabary et al. (1972) [19] meldden een belastbaarheid van slechts 20 % na vier weken immobilisatie. Drie maanden immobilisatie zorgt voor een verlies van 16 % van het collageen, dat bovendien een slechtere organisatie en opbouw van het weefsel vertoont [18].
- Genetische factoren.

1.6.4 Locaties

Veelvoorkomende locaties van tendinose in de bovenste extremiteit zijn:
- de rotatorcuffpezen [20] rond hun insertie aan de humeruskop;
- de onderarmspieren rond de origo's aan de mediale en de laterale humerusepicondyl, beter bekend als golferselleboog en tenniselleboog [21, 22].

Afhankelijk van het stadium van de tendinose wordt de pijn gevoeld aan het begin van de inspanning, tijdens de inspanning of direct erna. In geval van de bovenste extremiteit meldt de patiënt zich meestal pas als sprake is van pijn *tijdens* de spiercontractie.

1.6.5 Stadia tendinose

Stadium 1: Lichte pijn *na* een inspanning of na een spiercontractie. Weerstandstests zijn dan pijnloos mogelijk maar bij het loslaten van de weerstand wordt pijn gevoeld.

Stadium 2: Matige pijn aan het *begin* van en *na* inspanning. Klachten blijven langer aanwezig.

Stadium 3: Pijn aan het begin van inspanning die wel minder wordt tijdens inspanning, maar niet geheel verdwijnt. Na sporten kan de pijn dagen aanhouden.

Stadium 4: De pijn die tijdens inspanning optreedt, is zo ernstig, dat de sport- of werkprestatie eronder te lijden heeft.

Stadium 5: De pijn is blijvend aanwezig, ook in rust.

Stadium 6: Ruptuur. Dit stadium is arbitrair, daar vaak een peesruptuur ontstaat zonder voorafgaande klachten.

1.6.6 Conservatieve behandeling van tendinose

De conservatieve behandeling van tendinose bestaat uit spierversterkende oefeningen, waarbij de grens van de belastbaarheid van de pees wordt benaderd. Dit prikkelt het peesweefsel tot de aanmaak van gezonde collagene vezels. Afwisseling tussen spanning en ontspanning op de pees heeft een positieve invloed op de activiteit van de tenoblasten. Mechanische vervorming veroorzaakt een piëzo-elektrische[7] spanning binnen de cel die de cel aanzet tot productie van gezond collageen. De trekvastheid van de pees en de spier-peesovergang neemt hiermee toe [1]. De patiënt merkt dit aan een hogere belastbaarheid en een afnemende pijn. De verbetering is ook waarneembaar in het histologische beeld. De grote hoeveelheid matrix tussen het collageen vermindert, de gelijke gerichtheid van de collagene vezels verbetert en de neovascularisatie binnen de pees verdwijnt. Met de neovascularisatie verdwijnen ook de vrije zenuwuiteinden die verantwoordelijk zijn voor de pijngewaarwording. Door krachttraining verandert ook de *structuur* van de pees: de zwelling verdwijnt en de pees krijgt langzaam zijn gezonde uiterlijk terug [23].

> **Excentrische training**
>
> In veel oefenprogramma's voor tendinose wordt gekozen voor excentrische krachttraining. Spieren kunnen namelijk meer kracht genereren als zij excentrisch aanspannen, waardoor de patiënt met minder moeite meer trekkracht op de pees tot stand

---

7 Piëzo-elektrisch effect: door vervorming van een materiaal (hier: cel) wordt een elektrische spanning geproduceerd.

> kan brengen. Concentrische training of een combinatie van concentrisch en excentrische training kan volgens de laatste inzichten ook goede resultaten opleveren. Voorwaarde is dat de spierversterkende oefeningen voldoende zwaar worden uitgevoerd.

1.6.7 Operatieve behandeling van tendinose

Opereren van aangedaan peesweefsel is uiteraard pas aan de orde als conservatieve maatregelen geen resultaat hebben gehad. Er worden verschillende operatieve technieken beschreven ter behandeling van degeneratieve chronische peesaandoeningen. Gewoonlijk wordt tijdens de operatie abnormaal gedegenereerd peesweefsel geëxcideerd. Als een groot deel van de pees wordt geëxcideerd, is soms een reconstructie van de pees nodig met behulp van peesweefsel uit de omgeving van het letsel. Tijdens de revalidatie van de patiënt zal zich nieuw gezond peesweefsel vormen op de plek waar het aangedane weefsel is weggehaald. Het herstel duurt gewoonlijk zeer lang. Afhankelijk van de grootte van het letsel is dikwijls een revalidatieperiode nodig van vier tot twaalf maanden.

1.7 Enthesitis

Soms wordt een pees, bijvoorbeeld de achillespees, getroffen worden door enthesitis. Een enthesitis is een inflammatie ter plaatse van de pees-botovergang. Ze kan worden veroorzaakt door overbelasting of door een reumatische aandoening.

1.8 Apofysitis[8]

Een apofyse is een uitsteeksel of knobbel op een bot. Het dient als aanhechtingsplaats van een pees. Een apofyse ondergaat dus evenals de pees trekkrachten.

In groeiend botweefsel van kinderen wordt de apofyse vaak nog gescheiden van de rest van het bot door een kraakbenige groeischijf. Deze groeischijf is zwakker dan bot en in het algemeen ook zwakker dan peesweefsel. Het bewegingsapparaat van kinderen ondergaat vaak explosieve belastingen tijdens sport en spel. Doordat de spieren en spiercontracties in de tienerjaren steeds sterker worden, kan gemakkelijk irritatie optreden van de groeischijf. De tiener voelt dit als een toenemende lokale pijn tijdens sporten. Bij verdere toename van de irritatie ontstaat een inflammatie van de groeischijf. Voorkeurslocatie in de bovenste extremiteit is de mediale humerusepicondyl. Deze locatie vormt een belangrijke origo van de ventrale onderarmmusculatuur en van de mediale elleboogligamenten. Vooral jeugdige werp- en racketsporters lopen verhoogd risico op mediale elleboogpijn ten gevolge van een apofysitis.

In zeldzame gevallen scheurt de apofyse af van het onderliggende bot (fig. 1.13). Dit gebeurt alleen als er sprake is van zeer grote, explosieve trekkrachten van de pees op het bot.

De behandeling van een apofysitis bestaat niet uit krachttraining, zoals bij de tendinose het geval is, maar juist uit gedoseerde rust.

Aandoeningen van de apofysen zijn eigenlijk geen peesaandoeningen maar bot-groeischijfaandoeningen. Omdat de peesinsertie erbij betrokken is en omdat de aandoening veroorzaakt wordt door grote trekkrachten van de pees aan het bot, wordt de aandoening in dit boek besproken.

1.9 Frictiesyndroom

Frictiesyndromen komen in het lichaam voor op plaatsen waar pezen over aangrenzend weefsel wrijven. In de onderste extremiteit is het tractus iliotibialisfrictiesyndroom van de knie het bekendst. Een apart soort frictiesyndroom in de *bovenste* extremiteit is het intersectiesyndroom ofwel de roeierspols, waarbij de spierpeesovergangen van twee spiergroepen in de distale onderarm geïrriteerd raken doordat ze langdurig over elkaar heen glijden.[9]

---

8 Meer gedetailleerde informatie over dit onderwerp is te vinden in een eerdere uitgave van Orthopedische casuïstiek: *Kinderorthopedie, de kwetsbaarheid van het jeugdige skelet.*

9 Meer informatie over het intersectiesyndroom is de vinden in een eerdere uitgave van Orthopedische casuïstiek: Sportblessures van arm en hand, ▶ H. 12.

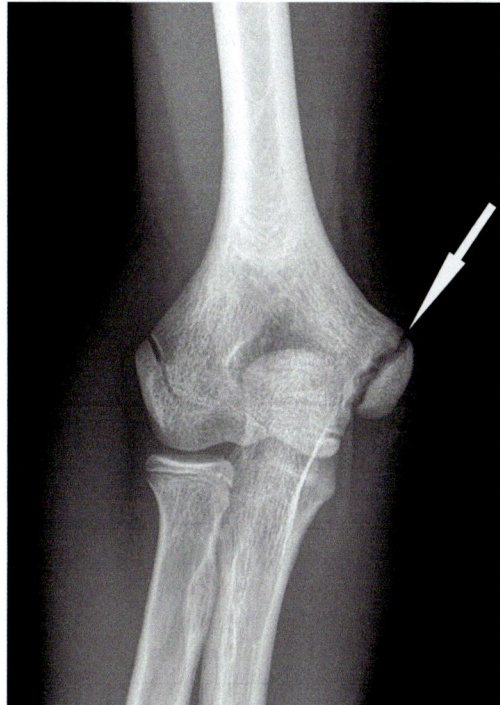

Figuur 1.13 Avulsie van de mediale elleboogepicondyl bij een 15-jarige tennisser

Een ander soort frictiesyndroom kan optreden in de schouder onder het acromion. Subacromiale pezen schuiven bij het heffen van de arm onder het acromion door. Als er te weinig subacromiale ruimte bestaat en/of de pezen gezwollen zijn, ontstaan er rond 90 graden elevatie irritatie en pijn als gevolg van inklemming en wrijving. Gewoonlijk noemt men dit een impingementsyndroom.[10]

1.10 Peesschedeontsteking

Een peesschede bestaat uit een synoviaal deel en een fibreus deel (fig. 1.6).

Het synoviale deel van de peesschede bestaat, net als gewrichtskapsel, uit een synoviaal vlies. Reumatische aandoeningen kunnen inflammatie van het synoviale vlies van zowel gewrichtskapsels als peesschedes veroorzaken. Niet behandelde reumatische artritis veroorzaakt dan ook vaak capsulitis en tenosynovitis. Inflammatie kan ook veroorzaakt zijn door een trauma of overbelasting. Soms is de oorzaak onbekend.

Het fibreuze deel van de peesschede omhult het synoviale deel en voorkomt dat de pees zich te ver verwijdert van het bot. De pees en het synoviale deel van de peesschede passen precies in de tunnel die door het fibreuze deel wordt gevormd. Als de pees of peesschede dikker wordt of er vormt zich een knobbel op de pees, dan past dit geheel niet meer in het fibreuze deel van de peesschede en schuifbewegingen van de pees in de peesschede verlopen hierdoor stroef (tendovaginitis crepitans), of de schuifbeweging loopt vast (tendovaginitis stenosans). Als na het vastlopen de pees plotseling toch doorschuift, noemt men dit, in geval van de hand, een trigger finger.

> **Terminologie**
>
> In de Engelse medische literatuur maakt men onderscheid tussen een inflammatie van het synoviale deel van de peesschede en die van het fibreuze deel van de peesschede:
> - tendosynovitis: ontsteking van het synoviale deel;
> - tendovaginitis: ontsteking van het fibreuze deel.
>
> In de Nederlandse literatuur wordt dit onderscheid vaak niet gemaakt.

1.11 De reumatische hand

Reumatoïde artritis is een auto-immuunaandoening waarbij het afweersysteem van het lichaam zich richt op lichaamseigen synoviaal weefsel zoals gewrichtskapsel en peesschedes. Vooral in de hand kunnen hierdoor standsafwijkingen van gewrichten (fig. 1.14) en peesletsels ontstaan. Vroegtijdige herkenning van de aandoening en verbeteringen in de effectiviteit van de geneesmiddelen hebben ervoor gezorgd dat de gevolgen van de aandoening nu minder ernstig zijn dan vroeger het geval was. Daarom wordt de reumatische hand vooral onder ouderen gezien.

---

10 Impingement = botsing.

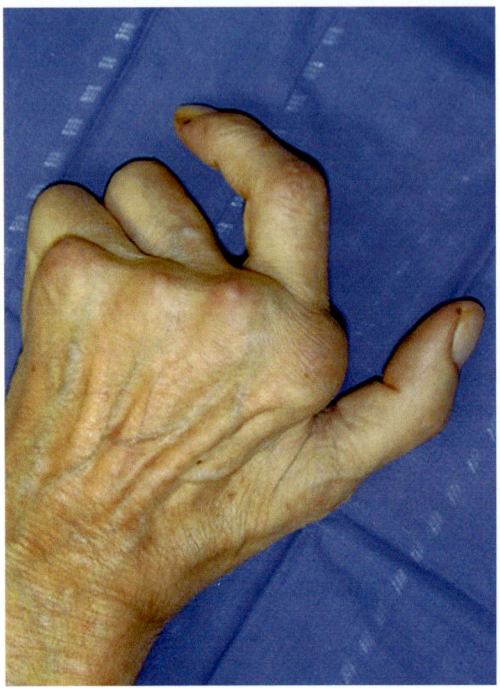

Figuur 1.14 Reumatoïde artritis gaat vaak gepaard met standsafwijkingen in vingergewrichten

Peesaandoeningen bij reumatische artritis kunnen optreden ten gevolge van verschillende mechanismen:
1. Reumatische inflammatie van *peesschedes* veroorzaakt op termijn aantasting van de gezonde structuur van de pees, waardoor gemakkelijk (spontane) rupturen optreden. Peesrupturen hebben negatieve invloed op de stand van de vaak al instabiele vingergewrichten. Afhankelijk van de locatie van de ruptuur ontstaat in veel gevallen[11] een mallet finger (▶H. 15) of boutonnièredeformiteit [24, 25] (▶H. 17).
2. Reumatoïde artritis gaat vaak gepaard met standsafwijkingen in vingergewrichten (fig. 1.14). Hierdoor wordt het natuurlijke verloop van pezen verstoord en kunnen er gemakkelijk peesrupturen ontstaan of rupturen van pulleys waardoor pezen luxeren. Een bijzondere standsafwijking die vaak voorkomt bij patiënten met reumatoïde artritis is de swan-neckdeformiteit.

1.11.1 Swan-neckdeformiteit bij reumatoïde artritis

Een swan-neckdeformiteit wordt frequent gezien bij patiënten met een reumatische artritis. De volgorde van pathologische veranderingen is meestal (fig. 1.15):
— Reumatische inflammatie van de vingergewrichten leidt tot laxiteit van de volaire plaat (het palmaire ligament) van het proximale interfalangeale gewricht. Hierdoor ontstaat hyperextensie.
— Door de hyperextensie van het *proximale* interfalangeale gewricht gaat de extensorpees 'slap' staan en is minder goed in staat het *distale* interfalangeale gewricht te strekken.
— De zijslippen van de intrinsieke handspieren glijden naar dorsaal en komen daarbij ook slapper te staan. De intrinsieke handspieren kunnen hierdoor geen goede extensie in het distale interfalangeale gewricht bewerkstelligen.
— De toenemende hyperextensie van het proximale interfalangeale gewricht en de toenemende flexie van het distale interfalangeale gewricht vertonen uiteindelijk de kenmerkende stand van een swan-neckdeformiteit.

> **Andere oorzaken van een swan-neckdeformiteit**
>
> Congenitale laxiteit of een traumatische ruptuur van de volaire plaat van het proximale interfalangeale gewricht kunnen een swan-neckdeformiteit veroorzaken volgens hetzelfde mechanisme als bij reumatische artritis. Ook spasticiteit kan – door een disbalans van flecterende en extenderende krachten op de vingergewrichten – op den duur leiden tot een swan-neckdeformiteit. Ten slotte kan ook een ruptuur van de extensorpees van de vinger een swan-neckdeformiteit veroorzaken (▶H. 15).

---

11 Men vermoedt dat ongeveer de helft van de reumapatiënten op den duur een mallet finger of boutonnièredeformiteit krijgt.

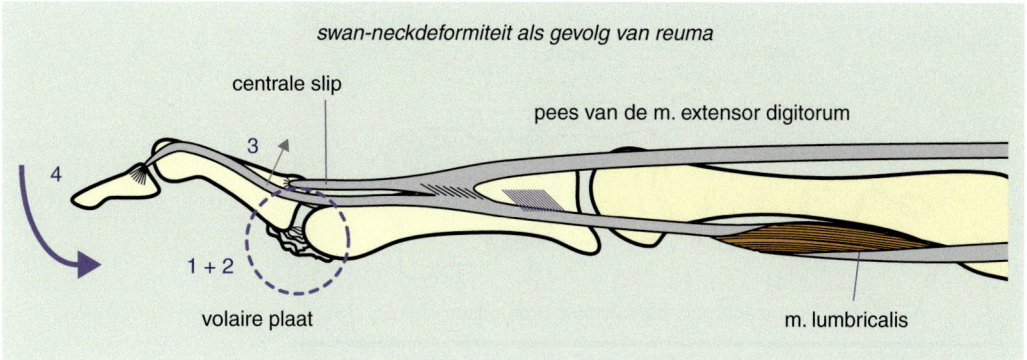

◘ **Figuur 1.15** Swan-neckdeformiteit als gevolg van reumatische artritis. Achtereenvolgens treden op: (1) Laxiteit van de volaire plaat (cirkel). (2) Hyperextensie van het proximale interfalangeale gewricht. (3) De pees die insereert aan de distale falanx, komt slap te staan doordat de zijslip naar dorsaal transleert (pijl). (4) Het distale interfalangeale gewricht flecteert

1.12 Peesluxatie

Peesluxaties kunnen plaatsvinden op die locaties waar pezen op de plaats worden gehouden door ligamenten. De meest voorkomende peesluxaties in de bovenste extremiteit zijn:

- Het caput longum van de m. biceps brachii ter plaatse van de bicipitale groeve: de sulcus bicipitalis (◘fig. 1.3). De pees wordt op de plaats gehouden door het ligamentum transversum humeri (◘fig. 6.7). Als dit ligament afscheurt, kan de pees gemakkelijk naar mediaal luxeren (◘fig. 1.16).
- Flexorpezen in de vingers: deze luxeren als de omhullende pulleys afscheuren. Het gevolg is bowstringing: bij krachtige flexie van de aangedane vinger staat de pees te ver verwijderd van het bot (◘fig. 13.2).
- Extensoren van de vingers: deze kunnen afglijden van de kopjes van de ossa metacarpalia als de omhullende ligamenten afscheuren (◘fig. 1.17). Meestal gebeurt dat naar radiaal. Reumatoïde artritis is een risicofactor. Bij gezonde mensen kan een dergelijk letsel ontstaan als ze met een vuist stompen. Boksers lopen dus meer risico op deze aandoening.

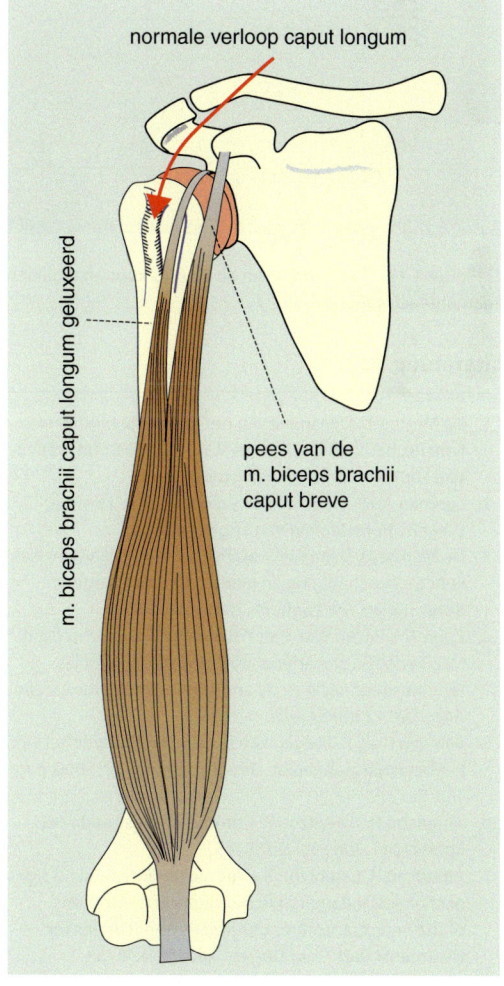

◘ **Figuur 1.16** Luxatie van de lange kop van de m. biceps brachii uit de bicipitale groeve

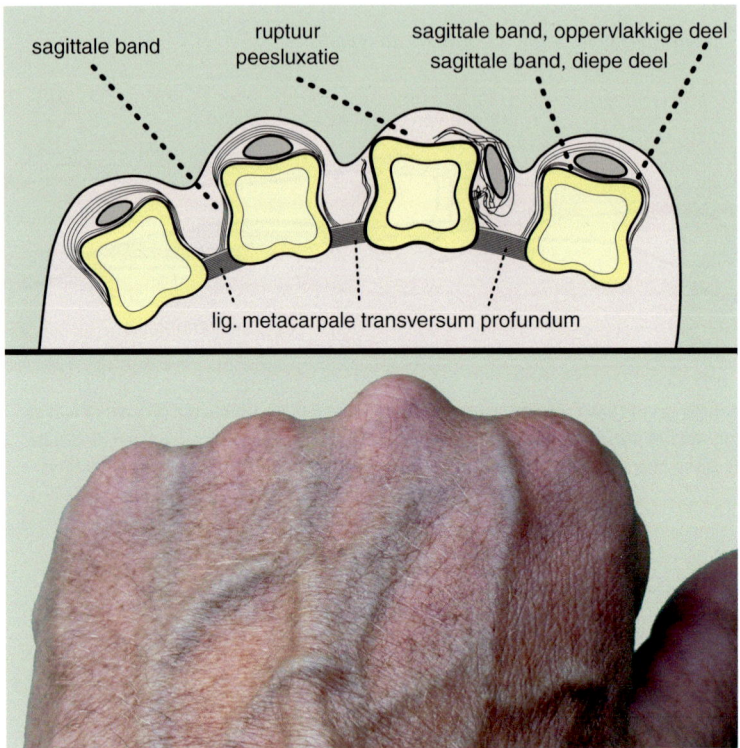

Figuur 1.17 Extensoren van de vingers kunnen afglijden van de kopjes van de ossa metacarpalia als de omhullende ligamenten afscheuren

Literatuur

1. De Morree JJ. Dynamiek van het menselijk bindweefsel. Functie, beschadiging en herstel. Houten: Bohn Stafleu Van Loghum; 2014. ▶Hoofdstuk 2, 3 en 8.
2. Lohman AHM. Vorm en Beweging. 9^e druk. Houten, Diegem: Bohn Stafleu Van Loghum; 2000.
3. De Morree JJ. Dynamiek van het menselijk bindweefsel. Functie, beschadiging en herstel. Houten/Diegem: Bohn Stafleu Van Loghum; 2001. pag. 130–1.
4. Chen TM, Rozen WM, Pan WR, Ashton MW, Richardson MD, Taylor GI. The arterial anatomy of the Achilles tendon: anatomical study and clinical implications. Clin Anat. 2009;22(3):377–85.
5. Van den Berg F. Toegepaste fysiologie. Bindweefsel van het bewegingsapparaat. Utrecht: Lemma BV; 2000. pag. 160–2.
6. Alfredson H, Lorentzon R. Chronic achilles tendinosis. Sports Med. 2000;29(2):135–45.
7. Alfredson H, Lorentzon R. Chronic tendon pain: no signs of chemical inflammation but high concentrations of the neurotransmitter glutamate. Implications for treatment? Curr Drug Targets. 2002;3(1):43–54.
8. Tallon C, Maffulli N, Ewen SW. Ruptured Achilles tendons are significantly more degenerated than tendinopathic tendons. Med Sci Sports Exerc. 2001;33(12):1983–90.
9. Ohberg L, Lorentzon R, Alfredson H. Neovascularisation in Achilles tendons with painful tendinosis but not in normal tendons: an ultrasonographic investigation. Knee Surg Sports Traumatol Arthrosc. 2001;9(4):233–8.
10. Weinberg EP, Adams MJ, Hollenberg GM. Color Doppler sonography of patellar tendinosis. AJR Am J Roentgenol. 1998;171(3):743–4.
11. Knobloch K, Kraemer R, Jagodzinski M, Zeichen J, Meller R, Vogt PM. Eccentric training decreases paratendon capillary blood flow and preserves paratendon oxygen saturation in chronic achilles tendinopathy. J Orthop Sports Phys Ther. 2007;37(5):269–76.
12. Alfredson H, Ohberg L, Forsgren S. Is vasculo-neural ingrowth the cause of pain in chronic Achilles tendinosis? An investigation using ultrasonography and colour Doppler, immunohistochemistry, and diagnostic injections. Knee Surg Sports Traumatol Arthrosc. 2003;11(5):334–8.
13. Cook JL, Khan KM, Purdam C. Achilles tendopathy. Man Ther. 2002;7(3):121–30.

14. Li HY, Hua YH. Achilles tendinopathy: current concepts about the basic science and clinical treatments. Biomed Res Int. 2016;2016:6492597 Epub 2016 Nov 3.
15. Åström M. Partial rupture in chronic achilles tendinopathy. A retrospective analyses of 342 cases. Acta Orthoped Scand. 1998;69(4):404–7.
16. Nakama LH, King KB, Abrahamsson S, Rempel DM. Evidence of tendon microtears due to cyclical loading in an in vivo tendinopathy model. J Orthop Res. 2005;23(5):1199–205.
17. Van den Berg F. Toegepaste fysiologie. Bindweefsel van het bewegingsapparaat. Utrecht: Lemma BV; 2000. pag. 167.
18. Van den Berg F. Toegepaste fysiologie. Bindweefsel van het bewegingsapparaat. Utrecht: Lemma BV; 2000. pag. 145–85.
19. Tabary J, Tabary C. Physiological and structural changes in the cat's soleus muscle due to immobilisation at different lengths by plaster cats. J Physiol. 1972;149:231–44.
20. Uhthoff HK, Sano H. Pathology of failure of the rotator cuff tendon. Orthop Clin North Am. 1997;28(1):31–41.
21. Alfredson H, Ljung BO, Thorsen K, Lorentzon R. In vivo investigation of ECRB tendons with microdialysis technique–no signs of inflammation but high amounts of glutamate in tennis elbow. Acta Orthop Scand. 2000;71(5):475–9.
22. Svernlöv B, Adolfsson L. Non-operative treatment regime including eccentric training for lateral humeral epicondylalgia. Scand J Med Sci Sports. 2001;11:328–34.
23. Ohberg L, Lorentzon R, Alfredson H. Eccentric training in patients with chronic Achilles tendinosis: normalised tendon structure and decreased thickness at follow up. Br J Sports Med. 2004;38(1):8–11.
24. Harrison BP, Hilliard MW. Emergency department evaluation and treatment of hand injuries. Emerg Med Clin North Am. 1999;17(4):793–822.
25. De Smet L, Driessens M, Stoffelen D, Van Ransbeek H, Van Veldhoven G. Handchirurgie. Leuven-Apeldoorn: Garant; 1999. ▶Hoofdstuk 15.

Subacromiaal impingementsyndroom (subacromiaal pijnsyndroom)

Koos van Nugteren

2.1 Voorbeeldcasus – 22
2.1.1 Bevindingen bij onderzoek – 22

2.2 Bespreking – 22
2.2.1 Oorzaken – 23

2.3 Fysiotherapie – 25
2.3.1 Acute pijn en inflammatie – 26

2.4 Operatieve behandeling – 27

2.5 Intern (posterieur) impingementsyndroom – 28

2.6 Nadere informatie – 29

Literatuur – 29

© Bohn Stafleu van Loghum is een imprint van Springer Media B.V., onderdeel van Springer Nature 2020
K. van Nugteren en P. Joldersma (Red.), *Fysiotherapie bij peesaandoeningen*, Orthopedische casuïstiek,
https://doi.org/10.1007/978-90-368-2422-4_2

2.1 Voorbeeldcasus

In de loop van enkele maanden na de zomervakantie ontstond rechtszijdige schouderpijn bij een 58-jarige leerkracht van een middelbare school. Hij was rechtshandig en moest vaak aantekeningen maken op een digitaal schoolbord. Vooral deze hoge activiteiten en ook het zijwaarts heffen van de arm deden pijn. De pijn werd alleen gevoeld aan de zijkant van de schouder, ter hoogte van de m. deltoideus. De patiënt was verder kerngezond en slikte geen medicijnen. Hij sportte niet, maar deed veel aan lichaamsbeweging in de zin van wandelen en fietsen.

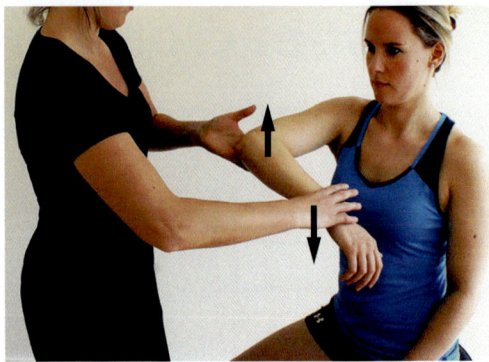

Figuur 2.1 Kennedy/Hawkinstest: de arm van de patiënt wordt 90 graden geëleveerd en de elleboog 90 graden gebogen. Vervolgens beweegt de onderzoeker de schouder passief naar endorotatie. De test is positief wanneer pijn optreedt tijdens de beweging naar endorotatie. Als variatie kan de test worden herhaald met de arm meer naar horizontale abductie of anteflectie

2.1.1 Bevindingen bij onderzoek

- In rust is er geen pijn.
- Volledige actieve en passieve elevatie zijn mogelijk. Passief doortesten van de laatste paar graden elevatie is pijnlijk.
- Weerstandstests: abductie en exorotatie tegen weerstand zijn pijnlijk. Tijdens tractie van de humerus naar caudaal zijn dezelfde weerstandstests minder pijnlijk.
- Er bestaat een painfull arc; de meeste pijn wordt gevoeld rond 90 graden abductie.
- De Kennedy/Hawkinstest is positief (fig. 2.1).
- De Yocumtest is positief (fig. 2.2).
- Nauwkeurige palpatie: er is herkenbare drukpijn ter plaatse van de insertie van de m. supraspinatus.

2.2 Bespreking

De voorgaande casus beschrijft een impingementsyndroom op basis van inklemming van subacromiaal gelegen pezen. In dit geval is de vermoedelijke medeoorzaak een degeneratie (tendinose) en zwakte van de betreffende pezen.

Een subacromiaal impingementsyndroom is de meest voorkomende aandoening van de schouder. Minstens de helft van alle schouderklachten betreft een impingementsyndroom [1, 2]. Men ziet de aandoening relatief vaak bij mensen die veel bovenhandse activiteiten met de armen moeten uitvoeren, zoals kappers, elektriciens of racketsporters.

De afstand tussen acromion en humeruskop, zoals deze gezien wordt op een voor-achterwaartse röntgenfoto, bedraagt bij gezonde mensen 1,0 tot 1,5 cm. Bij het heffen en roteren van de arm neemt deze afstand af. De kleinste afstand wordt gemeten bij 90 graden abductie en 45 graden endorotatie.

> **Impingementsyndroom of pijnsyndroom?**
>
> Impingement betekent botsing. Hiermee wordt bedoeld dat tijdens het heffen van de arm de humeruskop kan 'botsen' tegen het acromion. Er ontstaat echter geen pijn ten gevolge van het contact tussen de beide botstructuren maar door inklemming van de tussenliggende structuren. De tussenliggende structuren zijn de rotatorcuffpezen, de origo van de m. biceps brachii en de bursa subacromialis.
> Omdat allerlei factoren impingement kunnen veroorzaken en het niet altijd duidelijk is wat de primaire oorzaak is, wordt deze vorm van pathologie tegenwoordig ook wel aangeduid met de veel algemenere term 'subacromiaal pijnsyndroom'.

2.2 · Bespreking

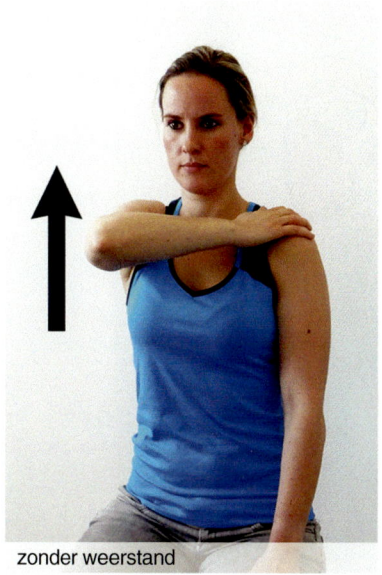
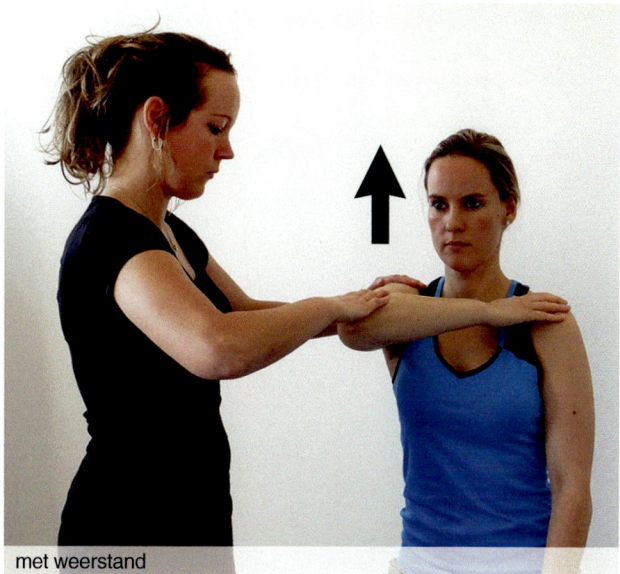

Figuur 2.2 Yocumtest: de patiënt houdt de hand van de aangedane arm op de heterolaterale schouder en eleveert de elleboog totdat de arm zich in het horizontale vlak bevindt. De test is positief als pijn optreedt tijdens het eleveren van de arm. De test is sensitiever als de onderzoeker weerstand geeft tegen elevatie

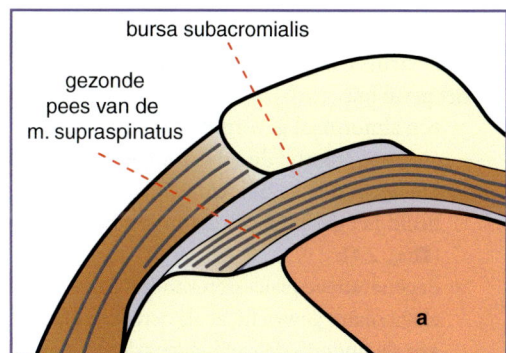
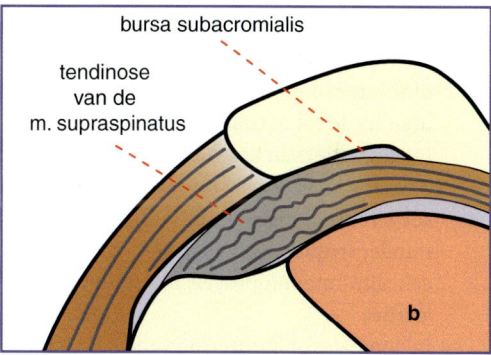

Figuur 2.3 (a) Een gezonde pees van de m. supraspinatus. (b) Vereenvoudigde weergave van een peesdegeneratie (tendinose) met zwelling van de m. supraspinatuspees

2.2.1 Oorzaken

Inklemming van subacromiaal weefsel ontstaat door intrinsieke factoren en/of door extrinsieke factoren:

1. Intrinsieke factoren: wanneer subacromiale structuren meer ruimte innemen dan normaal, spreekt men van intrinsieke factoren. Dit is het geval bij:

- zwelling van subacromiale pezen als gevolg van *degeneratie* (tendinose: fig. 2.3); tendinotische pezen zijn dikker dan gezonde pezen doordat de hoeveelheid grondsubstantie (matrix) tussen de collagene peesvezels tijdens het degeneratieproces toeneemt. Tendinose is behandelbaar met excentrische toegepaste, spierversterkende oefeningen (zie ►H. 3);

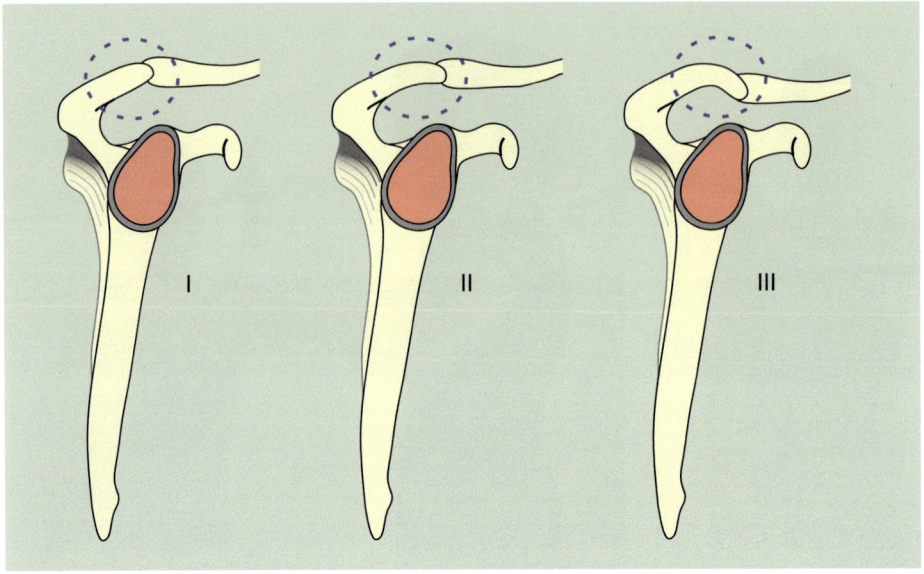

Figuur 2.4 Bigliani beschreef de morfologie van drie acromiontypen: acromiontype I is recht, II is licht gebogen en acromiontype III is sterk gebogen. Bij acromiontype III is de subacromiale ruimte het kleinst

- zwelling van subacromiale pezen door *inflammatie* (tendinitis). Een veel voorkomende oorzaak van subacromiale tendinitis is een val op de schouder: enkele uren na de val ontstaat zwelling (door inflammatie) van beschadigd peesweefsel met als gevolg vrijwel ondraaglijke pijn in subacromiaal ingeklemde cuffpezen. Een minder frequente oorzaak van tendinitis is een auto-immuunproces, zoals reumatoïde artritis;
- inflammatie of fibrosering van de bursa subacromialis [3]. Een bursitis kan ontstaan door: (1) chronische irritatie, (2) een trauma, (3) een bacteriële infectie of (4) een auto-immuunproces zoals reumatoïde artritis. Een subacromiaal pijnsyndroom wordt zelden veroorzaakt door een *geïsoleerde* bursitis subacromialis;
- een kalkspat in een subacromiaal gelegen pees (zie ►H. 4);
- zeldzame aandoeningen, zoals subacromiaal gelegen tumoren.

2. Extrinsieke factoren: Wanneer de subacromiale ruimte kleiner is dan normaal, spreekt men van extrinsieke factoren. Dit is onder andere het geval bij:
   - een abnormaal gevormde coracoacromiale boog waarbij de subacromiale ruimte kleiner is dan gemiddeld. Dit is bijvoorbeeld het geval bij een acromion type III (fig. 2.4);
   - degeneratieve processen van het acromioclaviculaire gewricht, zoals osteofytvorming aan de onderzijde van het gewricht;
   - prominentie van het tuberculum majus;
   - superieure migratie van de humeruskop: dit fenomeen kan verschillende oorzaken hebben:
     - zwakte van de rotatorcuffmusculatuur: bij het heffen van de arm trekt de m. deltoideus de schouderkop naar craniaal. Rotatorcuffspieren dienen deze superieure migratie te compenseren door een kracht die naar caudaal gericht is (fig. 2.5);
     - partiële of totale rotatorcuffrupturen;

2.3 · Fysiotherapie

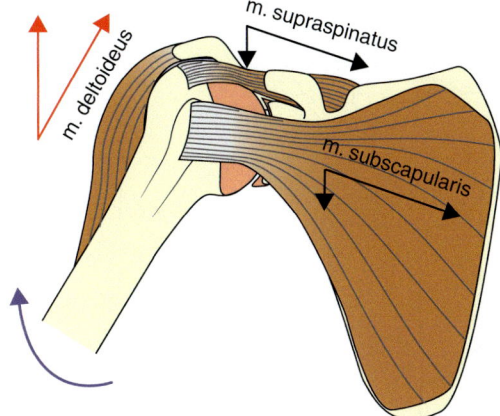

Figuur 2.5 Bij het heffen van de arm trekt de m. deltoideus de schouderkop naar craniaal (rode pijlen). Rotatorcuffspieren dienen deze superieure migratie te compenseren door een kracht die naar caudaal gericht is (zwarte pijlen). Dit gebeurt ook aan de dorsale zijde van de scapula door contractie van de m. infraspinatus en m. teres minor

- een eerder doorgemaakte ruptuur van de lange kop van de m. biceps brachii (zie ►H. 6);
- de cavitas glenoidalis staat van nature meer dan gemiddeld naar boven gericht [4] (◘fig. 2.6).
- beschadiging van het labrum glenoidale aan de bovenzijde.

De overvloed aan factoren die een rol kunnen spelen bij het ontstaan van een subacromiaal pijnsyndroom maakt duidelijk dat het niet altijd makkelijk is de juiste oorzaak of oorzaken te achterhalen. In veel gevallen is er geen sprake van een enkele oorzaak en zullen verschillende factoren tegelijk een rol spelen. Zo kan een rotatorcuffdegeneratie symptoomloos aanwezig zijn bij een grote subacromiale ruimte en pas symptomatisch worden als deze ruimte kleiner wordt, bijvoorbeeld door superieure migratie van de humeruskop.

2.3 Fysiotherapie

Aangrijpingspunt voor de therapie is in vrijwel alle gevallen het verbeteren van de kracht en kwaliteit van de rotatorcuffspieren. Deze zijn namelijk oefentherapeutisch beïnvloedbaar. Zeker als de behandelaar als medeoorzaak zwakte van de rotatorcuffspieren of degeneratie van rotatorcuffpezen vermoedt, is krachttraining de behandeling van eerste keuze. De krachttraining, bij voorkeur excentrisch uitgevoerd, heeft twee belangrijke effecten:

1. De kwaliteit van het peesweefsel wordt beter door krachttraining, met als gevolg: minder zwelling en minder pijn.
2. Door sterkere rotatorcuffspieren wordt de schouderkop beter in de kom geklemd en wordt superieure migratie van de schouderkop voorkomen.

Effecten van behandelingen

Mardanie-Kivi et al. (2016) [5] onderzochten bij patiënten met een subacromiaal pijnsyndroom de resultaten van een rotatorcuff-hersteloperatie zonder en met een acromioplastiek.[1] Een acromioplastiek bleek niet of nauwelijks enige meerwaarde te hebben boven de rotatorcuff-hersteloperatie. Dit ondersteunt het belang van een goede functie van de rotatorcuffmusculatuur bij patiënten met een subacromiaal impingementsyndroom. Terughoudendheid met het opereren van het acromion wordt dus aangeraden.

Chaconas et al. (2017) [6] vergeleken bij patiënten met een subacromiaal pijnsyndroom twee soorten behandeling met elkaar. Een groep werd behandeld met algemene oefentherapie voor de schouder. Een andere groep patiënten kreeg zes weken min of meer dezelfde oefeningen, maar werd bovendien behandeld met een excentrische spierversterkende oefening voor de exorotatoren van de schouder (◘fig. 2.7). De groep die excentrische krachttraining van exorotatoren (dat zijn drie rotatorcuffspieren) erbij deed, bleek duidelijk meer effect van de behandeling te hebben dan de groep die alleen algemene schouderoefeningen deed.

---

1 Bij een acromioplastiek wordt een deel van de onderzijde van het acromion verwijderd om meer subacromiale ruimte te creëren.

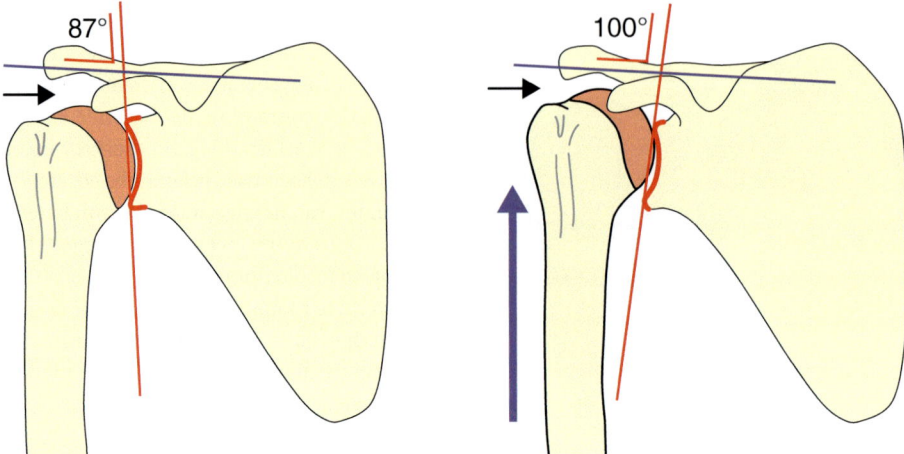

Figuur 2.6 De humeruskop zal bij contractie van de m. deltoideus eerder naar boven 'glijden' (paarse pijl) als de cavitas glenoidalis van nature meer naar boven gericht staat; vergelijk de richting van de rode raaklijnen. De subacromiale ruimte wordt door craniale migratie van de humeruskop kleiner (zwarte pijlen)

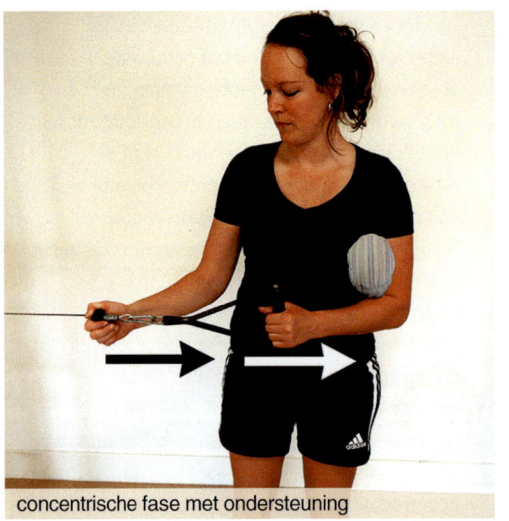
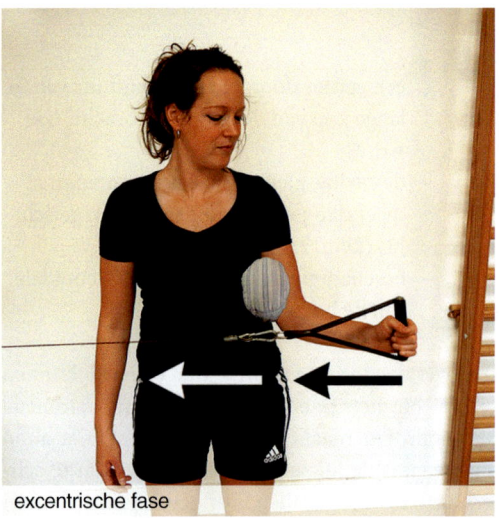

Figuur 2.7 Excentrisch toegepaste spierversterkende oefening van de exorotatoren (rechts). De niet-aangedane hand helpt alleen mee bij de concentrische fase van de oefening (linker illustratie). Door een kussen tussen bovenarm en lichaam te klemmen wordt voorkomen dat ook de m. deltoideus contraheert

2.3.1 Acute pijn en inflammatie

Vooral (sub)acute, *hevige* schouderpijn vraagt om een meer afwachtend beleid. In deze gevallen is er sprake van een inflammatie van subacromiaal weefsel. Deze wordt bijvoorbeeld veroorzaakt door een trauma (val op de schouder) of door een spontaan opvlammende tendinitis calcarea tijdens de resorptiefase (▶ H. 4). Gedurende de eerste dagen, soms weken, veroorzaakt de inflammatie hevige, soms ondraaglijke pijn. Daarom zijn voor deze inflammatoire aandoeningen rust en pijnmedicatie in eerste instantie noodzakelijk.

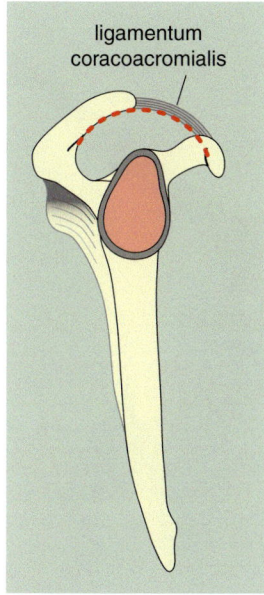

 Figuur 2.8 De coracoacromiale boog ofwel het schouderdak (rode stippellijn)

2.4 Operatieve behandeling

Alleen wanneer er sprake is van een ernstig subacromiaal impingementsyndroom dat niet verbetert na uitgebreid conservatief beleid, kan men overwegen een operatie toe te passen. Een operatie kan open of artroscopisch plaatsvinden. Het minst ingrijpend – en daarom het meest toegepast – is de artroscopische operatie. De operatie staat ook wel bekend als de operatie volgens Neer. Charles Neer beschreef in 1972 de aanwezigheid van een botrand aan de anterolaterale zijde van het acromion die operatief moet worden verwijderd om de onderliggende pezen en bursa meer ruimte te geven [1]. Tijdens een operatie kunnen echter meer handelingen worden uitgevoerd.

Een operatie biedt de volgende mogelijkheden:
- resectie[2] van de onderkant van de coracoacromiale boog (fig. 2.8). Hierbij wordt een deel van het acromion (acromioplastiek[3]) en van het coracoacromiale ligament weggenomen;
- laterale claviculitresectie;
- verwijdering van de subacromiale bursa ofwel een bursectomie;
- verwijdering van osteofyten onder het acromioclaviculaire gewricht;
- vaak worden tijdens operatie gedegenereerde 'tendinosepezen' aangetroffen waarin zich partiële of complete cuffrupturen bevinden. Pathologisch peesweefsel en delen van een fibrotische bursa kunnen dan worden verwijderd. Gevolg: de (overgebleven) cuffpezen krijgen meer ruimte;
- behandeling van een eventuele SLAP-laesie. Hierbij is ter plaatse van de origo van de lange kop van de biceps de bovenste labrumrand afgescheurd.

Deze operatietechnieken zijn al tientallen jaren de standaard voor de operatieve behandeling van een subacromiaal impingementsyndroom. De laatste jaren rijst er echter twijfel over het nut ervan. Recente studies tonen geen verschil tussen operatief en conservatief beleid [1]. Het resultaat van fysiotherapie blijkt in de meeste gevallen even goed te zijn en bovendien goedkoper. Behandeling met oefentherapie werkt ook beter dan afwachtend beleid [7].

Operatie wordt overwogen in de volgende gevallen:
- Oefentherapie heeft na een half jaar nog steeds geen resultaat opgeleverd.
- De impingementtests zijn duidelijk positief; men moet zeker zijn van een juiste diagnose.
- Beeldvorming toont afwijkingen in de subacromiale ruimte.
- Een subacromiale injectie vermindert tijdelijk de pijn.

> **Wel of niet opereren?**
>
> Een recente review van Consigliere et al. (2018) [1] beschrijft op grond van talrijke studies de twijfels die zijn ontstaan over het nut van opereren bij een subacromiaal impingementsyndroom. De conclusies van deze review zijn:
> - De botrand aan het acromion zoals deze door Charles Neer is beschreven, wordt niet meer beschouwd als de oorzaak van de pijn.

---

2 resectie = verwijdering.
3 plastiek = operatief herstel van een lichaamsdeel.

- Verschillende studies tonen geen meerwaarde van een acromioplastiek boven conservatieve behandeling.
- Het placebo-effect van een operatie en het effect van postoperatieve rust en fysiotherapie zouden wel eens de verklaring kunnen zijn van het gunstige effect van een operatie.
- Operatieve behandeling is misschien wel zinvol in subgroepen van patiënten bij wie conservatief beleid geen effect gehad heeft, en beeldvorming afwijkingen vertoont die operatief goed te behandelen zijn en dus hiermee de kans op succes vergroten. Meer onderzoek hiernaar wordt aanbevolen.

2.5 Intern (posterieur) impingementsyndroom

Bij bovenhandse sporters kan een impingementsyndroom ontstaan dat niet subacromiaal gelegen is maar zich aan de achter-bovenzijde van het schoudergewricht bevindt. Als de bovenhandse sporter een werp- of slagbeweging maakt die technisch niet perfect is, ontstaat er contact tussen de tuberculum majus en de achter-bovenrand van de gewrichtskom. Dit gebeurt tijdens maximale exorotatie en horizontale abductie ofwel de late cockingfase van het werpen (◘fig. 2.9). Door het 'botsen' kan gemakkelijk letsel ontstaan van de tussenliggende pezen van de m. infraspinatus en teres minor en het labrum glenoidale (◘fig. 2.10). Men noemt dit een intern impingementsyndroom. Vaak gaat de aandoening samen met anterieure instabiliteit doordat bij de bovenhandse worp of slag de schouderkop met kracht naar voren wordt getrokken door de m. pectoralis major.

De aandoening is vrij gemakkelijk te herkennen door het verhaal van de patiënt: er is posterieure schouderpijn tijdens de bovenhandse worp of slag.

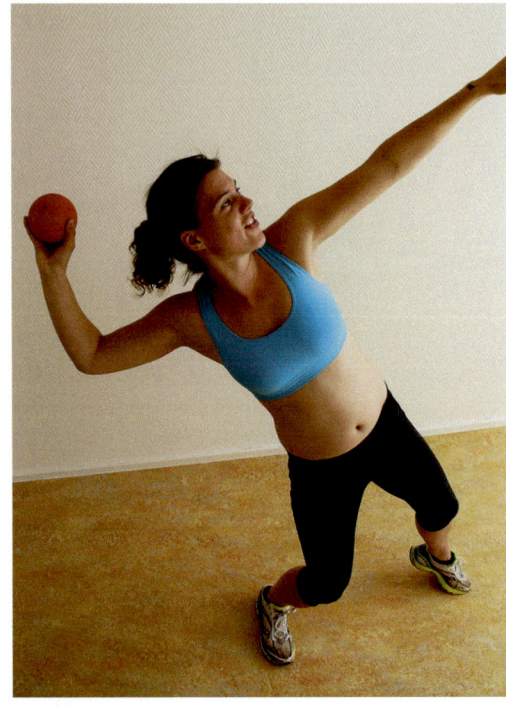

◘ **Figuur 2.9** Demonstratie van de late cocking position met een bal: eindstandige horizontale abductie en exorotatie. De foto toont de juiste techniek

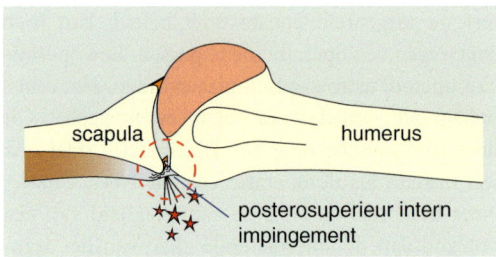

◘ **Figuur 2.10** Bovenaanzicht van de schouder in late cocking position. De illustratie toont het ontstaansmechanisme van een intern impingementsyndroom met letsel van het labrum glenoidale en de posterieure rotatorcuffpezen (cirkel)

Therapie bestaat uit een combinatie van:
- gedoseerde rust;
- versterking van rotatorcuffspieren;
- verbeteren van de werptechniek;
- als de endorotatie beperkt is: rekken van het achterste kapsel door mobilisering van de endorotatie.

2.6 Nadere informatie

Nadere informatie en uitgebreidere casuïstiek over het subacromiaal en intern impingementsyndroom en rotatorcufftendinose zijn te vinden in eerdere uitgaven van Orthopedische casuïstiek:
- *Oefenprogramma's voor schouderaandoeningen,* ►H. 6, 7, 8 en 9.
- *Onderzoek en behandeling van sportblessures van de schouder,* ►H. 4 en 7.
- *Onderzoek en behandeling van de schouder,* ►H. 3, 3a, 4 en 4a.

Literatuur

1. Consigliere P, Haddo O, Levy O, Sforza G. Subacromial impingement syndrome: management challenges. Orthop Res Rev. 2018 Oct 23;10:83–91.
2. Bhattacharyya R, Edwards K, Wallace AW. Does arthroscopic sub-acromial decompression really work for sub-acromial impingement syndrome: a cohort study. BMC Musculoskelet Disord. 2014 Sep 29;15:324.
3. Jonck T, Staes L, De Mulder F, Brys K, Lysens P, Rotatorcuffrupturen R. De invloed van het acromiontype en grootte van de subacromiale ruimte op de schouderfunctie. Ned Tijdschr Fysioth. 2003;113(4):70–4.
4. Wong AS, Gallo L, Kuhn JE, Carpenter JE, Hughes RE. The effect of glenoid inclination on superior humeral head migration. J Shoulder Elbow Surg. 2003;12(4):360–4.
5. Mardani-Kivi M, Karimi A, Keyhani S, Hashemi-Motlagh K, Saheb-Ekhtiari K. Rotator cuff repair: is there any role for acromioplasty? Phys Sportsmed. 2016;44(3):274–7.
6. Chaconas EJ, Kolber MJ, Hanney WJ, Daugherty ML, Wilson SH, Sheets C. Shoulder external rotator eccentric training versus general shoulder exercise for subacromial pain syndrome: a randomized controlled trial. Int J Sports Phys Ther. 2017;12(7):1121–33.
7. Brox JI, Gjengedal E, Uppheim G, Bøhmer AS, Brevik JI, Ljunggren AE, Staff PH. Arthroscopic surgery versus supervised exercises in patients with rotator cuff disease (stage II impingement syndrome): a prospective, randomized, controlled study in 125 patients with a 2 1/2-year follow-up. J Shoulder Elbow Surg. 1999;8(2):102–11.

Oefenprogramma impingementsyndroom

Koos van Nugteren

3.1 Inleiding – 32
3.1.1 Frequentie en dosering – 32

3.2 Elastischebandoefeningen – 32
3.2.1 Adductie met elastische band – 33
3.2.2 Endorotatie met elastische band – 33
3.2.3 Exorotatie met elastische band – 34

3.3 Dumbell-oefeningen – 35
3.3.1 De vier varianten – 35

3.4 Nadere informatie – 36

Literatuur – 37

© Bohn Stafleu van Loghum is een imprint van Springer Media B.V., onderdeel van Springer Nature 2020
K. van Nugteren en P. Joldersma (Red.), *Fysiotherapie bij peesaandoeningen*, Orthopedische casuïstiek,
https://doi.org/10.1007/978-90-368-2422-4_3

3.1 Inleiding

Het oefenprogramma impingementsyndroom bestaat uit:
1. krachttraining van de rotatorcuffmusculatuur;
2. algemene, meer functionele krachttraining van de schoudermusculatuur.

Het versterken van de rotatorcuffmusculatuur is belangrijk om de volgende redenen:
- Rotatorcuffspieren fixeren de humeruskop in de kom en oefenen een caudaalgerichte kracht uit op de humeruskop bij het heffen van de arm (◘fig. 3.1). Hiermee wordt craniale migratie voorkomen en blijft er voldoende subacromiale ruimte.
- Krachttraining heeft een gunstige invloed op de kwaliteit van de pees. Er vormen zich nieuwe collagene vezels, die de gedegenereerde vezels op den duur vervangen. Hierdoor verminderen de pijn en zwelling van de aangedane pezen.

Algemene, meer functionele krachttraining van de schoudermusculatuur heeft als voordelen:
- Enkele grote (niet-rotatorcuff) spiergroepen kunnen de schouderkop naar caudaal trekken. Denk hierbij aan de m. latissimus dorsi en de onderste delen van de m. pectoralis major.
- Ook de m. deltoideus moet worden getraind omdat deze als functie heeft de arm te heffen. Goed gedoseerde dumbelloefeningen worden in het oefenprogramma gebruikt om een goed samenspel tussen m. deltoideus en rotatorcuff mogelijk te maken. In het dagelijkse leven moeten voorwerpen immers weer pijnloos omhooggetild kunnen worden.

3.1.1 Frequentie en dosering

- Duur van het oefenprogramma: drie maanden.
- Frequentie van de sessies: er wordt in het begin minimaal tweemaal per dag geoefend, eenmaal met elastische banden en eenmaal met dumbells. Als de patiënt nog veel pijn heeft, wordt hij gestimuleerd om vaker dan tweemaal per dag en laag gedoseerd te oefenen.
- Als de pijn afneemt, kunnen de oefeningen verzwaard worden en kan de frequentie worden verminderd.
- Er zijn drie elastischebandoefeningen. Iedere oefening wordt per sessie 4 keer met 15 herhalingen uitgevoerd. Vooral de exorotatie-oefening is geschikt om excentrisch uit te voeren.
- De dumbelloefening kent vier variaties; iedere variatie wordt per sessie 1 keer met 15 herhalingen uitgevoerd.
- Zowel de concentrische als de excentrische beweging duurt 2 tot 3 seconden.
- Als de klachten verdwenen zijn, kan de patiënt desgewenst de oefeningen nog 1 keer per week uitvoeren om de opgebouwde kracht en kwaliteit van spieren en pezen te onderhouden.

De mate van pijn tijdens het oefenen bepaalt de zwaarte van de oefeningen. Er geldt een maximale VAS-pijnscore van 3. Men kan de elastischebandoefeningen eenvoudig verzwaren door een steviger band te gebruiken, de band in te korten of deze dubbel te gebruiken. Men kan de dumbelloefeningen eenvoudig verzwaren door een hoger gewicht te kiezen. Beide typen oefeningen kunnen gemakkelijk thuis worden uitgevoerd.

In het begin van het oefenprogramma heeft de patiënt vaak nog veel pijn tijdens het oefenen. Soms zijn de elastischebandoefeningen wel goed uit te voeren maar zijn de dumbelloefeningen te pijnlijk, ook met een gering gewicht. In dat geval voert de patiënt 2 keer per dag alleen de elastischebandoefeningen uit. Pas na enkele weken komen dan de dumbelloefeningen erbij, waarbij in eerste instantie alleen de minst pijnlijke variaties worden uitgevoerd. Men kan dan bijvoorbeeld 's morgens alleen de elastischebandoefeningen doen en 's avonds alleen de dumbelloefeningen.

Alle oefeningen kunnen, na goede instructies van de fysiotherapeut, gemakkelijk thuis uitgevoerd worden.

3.2 Elastischebandoefeningen

De elastische band wordt bevestigd met een deuranker. Als een hoge bevestiging nodig is, wordt het deuranker over een deur gehangen en

3.2 · Elastischebandoefeningen

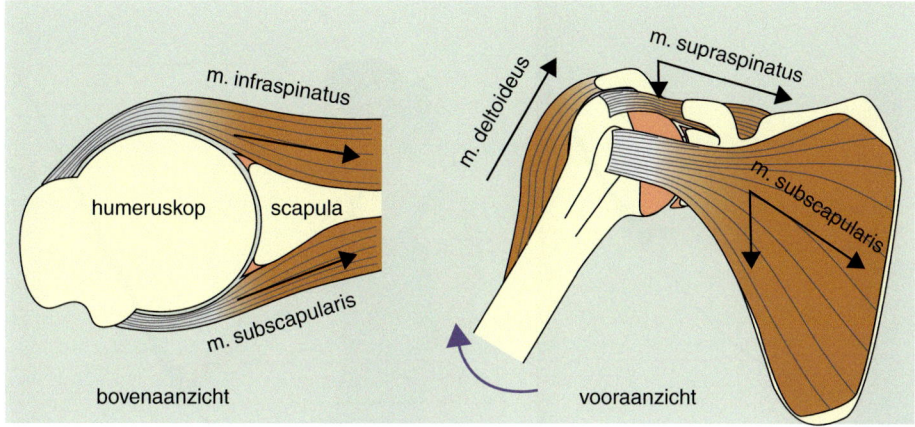

Figuur 3.1 De rotatorcuffspieren fixeren de humeruskop in de kom (links) en oefenen een caudaalgerichte kracht uit als de m. deltoideus contraheert bij het heffen van de arm (rechts)

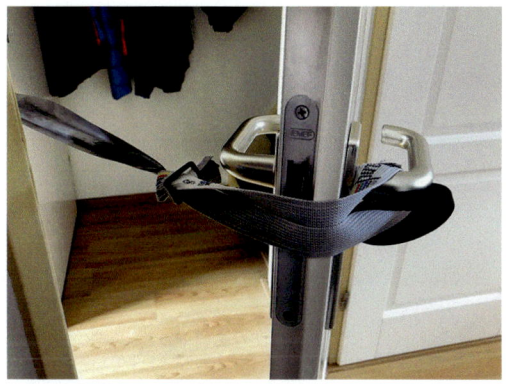

Figuur 3.2 Veilige en stevige bevestiging van de elastische band met een deuranker aan de klink van een deur. Het anker bevindt zich aan de ene kant en de band aan de andere kant van de deur

vervolgens sluit men de deur. Bij een lage bevestiging wordt het deuranker aan een kant van de deur over de klink gehangen. Vervolgens trekt men de elastische band naar de andere zijde van de deur. Na het sluiten van de deur bestaat er een veilig en stevig bevestigingspunt (fig. 3.2).

3.2.1 Adductie met elastische band

Zie fig. 3.3.
De elastische band wordt over een deur gehangen of aan een hoge sport van het wandrek vastgemaakt. De patiënt staat met de pijnlijke schouder naar de deur toe, niet helemaal zijwaarts, maar met het lichaam iets richting deur gedraaid, zodat de arm zich niet zuiver zijwaarts, maar in het scapulaire vlak bevindt. De patiënt trekt de gespannen elastische band vanuit 90 graden elevatie en met gestrekte elleboog recht naar beneden tot aan de broekzak, en beweegt de hand vervolgens weer rustig terug naar boven. Bij deze oefening wordt de schouderkop naar caudaal getrokken door de m. latissimus dorsi en de onderste delen van de m. pectoralis major. De oefening is vrijwel nooit pijnlijk omdat er meer ruimte ontstaat tussen schouderdak en schouderkop.

3.2.2 Endorotatie met elastische band

Zie fig. 3.4.
De elastische band wordt bevestigd aan de deurklink of het wandrek. De patiënt staat met het gezicht recht naar het bevestigingspunt van de elastische band. In de beginpositie is de te oefenen arm 90 graden geanteflecteerd. De patiënt houdt daarbij de enigszins gespannen elastische band vast. De hand trekt de band naar de buik, tot iets boven de navel terwijl de elleboog naar opzij beweegt. Vervolgens wordt de arm weer recht naar voren gebracht. De eindpositie met de hand op de buik wordt ook wel de napoleonpositie genoemd, de houding waarin de m. subscapularis kan worden getest (belly-presstest).

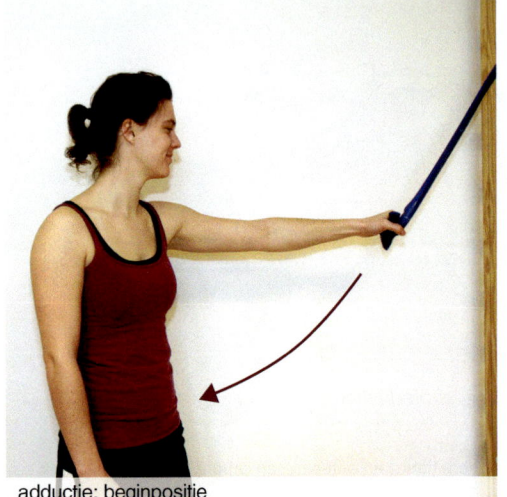
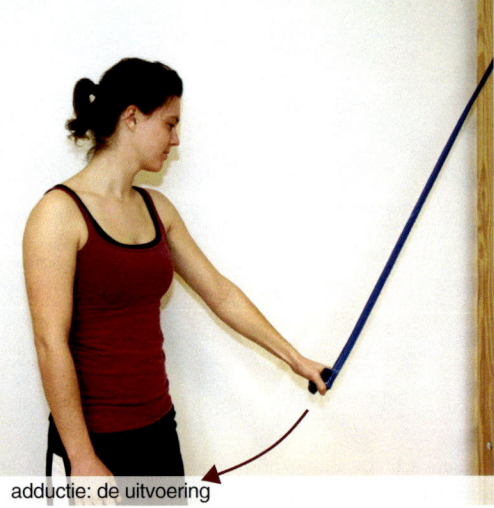

adductie: beginpositie | adductie: de uitvoering

Figuur 3.3 Adductie-oefening met elastische band, 4 keer 15 herhalingen

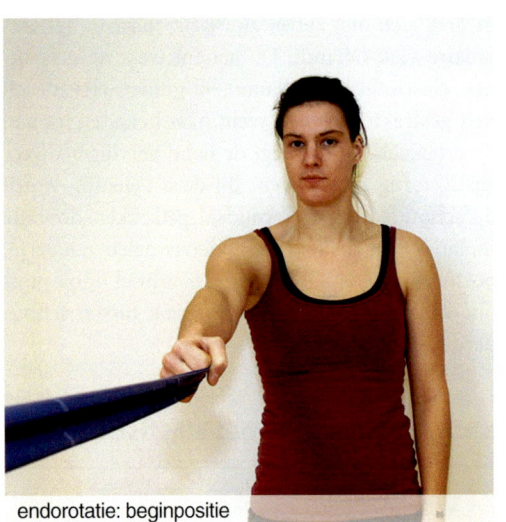
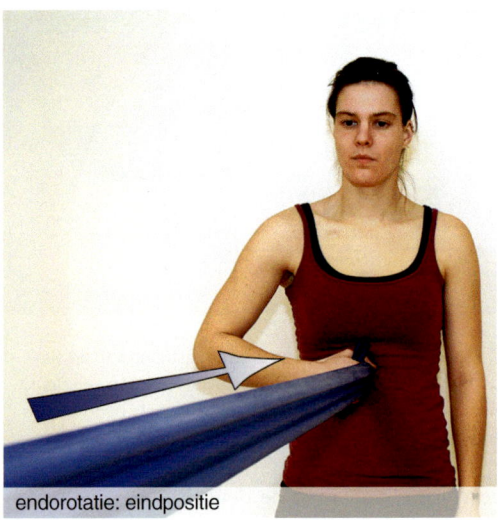

endorotatie: beginpositie | endorotatie: eindpositie

Figuur 3.4 Endorotatie-oefening met elastische band, 4 keer 15 herhalingen

Deze oefening is specifiek bedoeld voor versterking van de m. subscapularis, een van de rotatorcuffspieren. De m. pectoralis major is in de belly-presshouding actief insufficiënt en kan dus minder krachtig contraheren.

Als de patiënt veel pijn ervaart tijdens het oefenen, wordt de oefening alleen excentrisch uitgevoerd. In dat geval helpt de andere hand mee tijdens de concentrische fase van de oefening.

3.2.3 Exorotatie met elastische band

Zie ◘ fig. 3.5.

De elastische band wordt bevestigd aan de deurklink of het wandrek. De patiënt staat met de schouder in de richting van het bevestigingspunt van de elastische band. De elleboog is 90 graden gebogen. De elleboog wordt omlaag gehouden en de arm beweegt van endorotatie naar exorotatie.

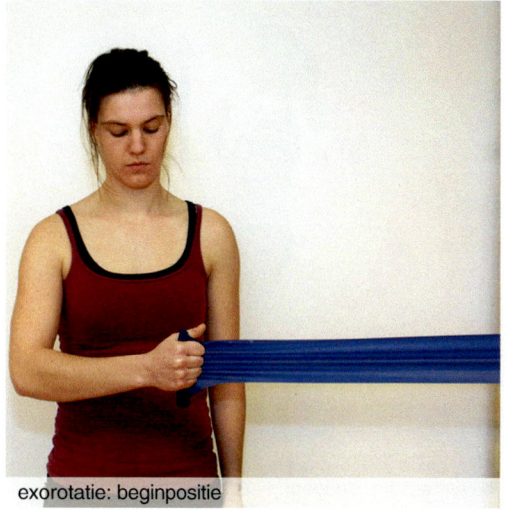 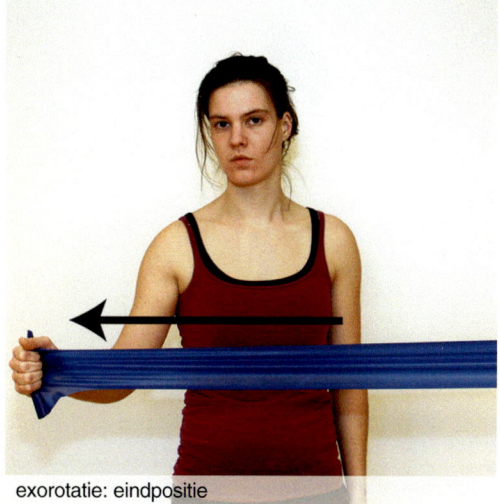

exorotatie: beginpositie   exorotatie: eindpositie

Figuur 3.5 Exorotatie-oefening met elastische band. Dit is de basisuitvoering, zonder kussen tussen bovenarm en lichaam en zowel concentrisch als excentrisch uitgevoerd

Hierbij contraheren de m. supraspinatus, m. infraspinatus en m. teres minor, drie van de vier rotatorcuffspieren.

Als de patiënt veel pijn ervaart, wordt de oefening als volgt aangepast [1] (zie ◘ fig. 2.7):
1. Om contractie van de m. deltoideus te voorkomen, klemt de patiënt een kussen tussen bovenarm en lichaam. Er is dan minder subacromiale compressie.
2. De oefening wordt alleen excentrisch uitgevoerd. Tijdens de concentrische fase helpt de andere hand mee.

3.3 Dumbell-oefeningen

Zie ◘ fig. 3.6.
De basisuitvoering van de oefening:
1. Stand met de armen gestrekt langs het lichaam, met (of in het begin zonder) dumbells in de handen.
2. Buig de armen.
3. Breng de (gebogen) armen recht omhoog.
4. Beweeg de armen gestrekt naar beneden totdat de uitgangspositie weer is bereikt. Dit is het belangrijkste oefenmoment.

De dumbell-oefeningen worden alleen toegepast als de pijn tijdens het oefenen acceptabel is. Er zijn vier varianten, die bij voorkeur allemaal 1 keer met 15 herhalingen worden uitgevoerd. Als een of enkele varianten te pijnlijk zijn om uit te voeren, wordt begonnen met de minst pijnlijke variant en met lichte dumbells.

3.3.1 De vier varianten

Zie ◘ fig. 3.7.
Het omhoog brengen van de armen gebeurt bij alle varianten op dezelfde manier. Het gestrekt omlaag bewegen kan op vier verschillende manieren worden uitgevoerd, waarbij steeds een ander deel van de rotatorcuffmusculatuur zich onder het schouderdak bevindt. Bij elke variant is ook steeds een iets ander deel van de rotatorcuffmusculatuur het meest actief.
- Variant 1: de armen worden voorwaarts naar beneden bewogen met de handpalmen naar boven gericht, 1 keer 15 herhalingen.
- Variant 2: de armen worden voorwaarts naar beneden bewogen met de handpalmen naar beneden gericht, 1 keer 15 herhalingen.

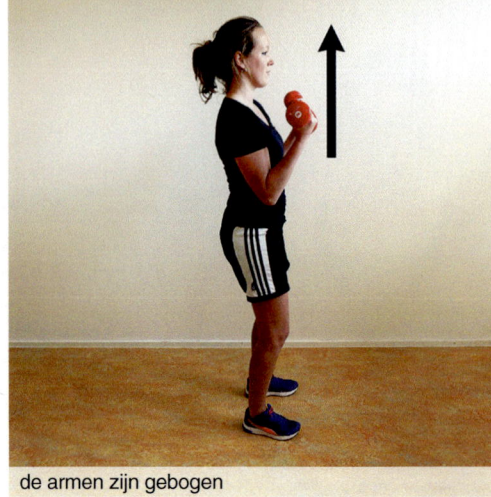

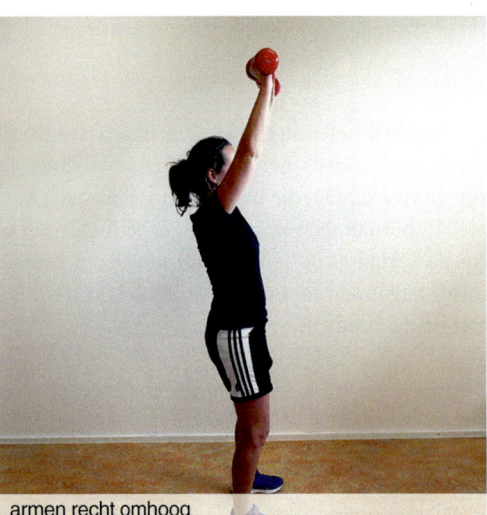
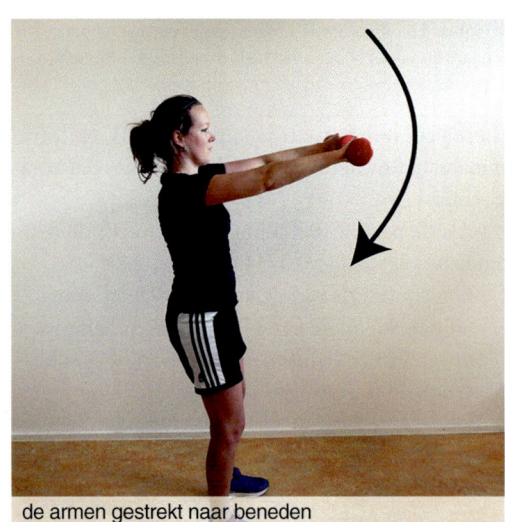

Figuur 3.6 De basisuitvoering van de dumbell-oefening

- Variant 3: de armen worden meer zijwaarts (in het scapulaire vlak) naar beneden bewogen met de handpalmen naar boven gericht, 1 keer 15 herhalingen.
- Variant 4: de armen worden meer zijwaarts (in het scapulaire vlak) naar beneden bewogen met de handpalmen naar beneden gericht, 1 keer 15 herhalingen.

3.4 Nadere informatie

Het oefenprogramma van dit hoofdstuk vormt een goede basis om de kwaliteit van het subacromiaal gelegen peesweefsel en daarmee de functie van de arm te herstellen. De rotatorcuffmusculatuur kan op veel manieren geoefend worden. Talloze variaties en aanvullingen op de oefeningen van dit hoofdstuk zijn mogelijk.

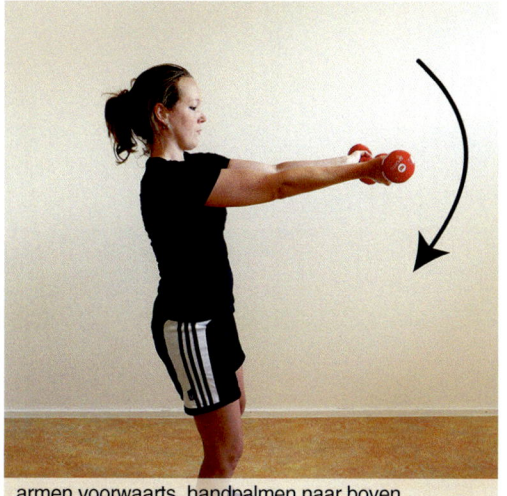
armen voorwaarts, handpalmen naar boven

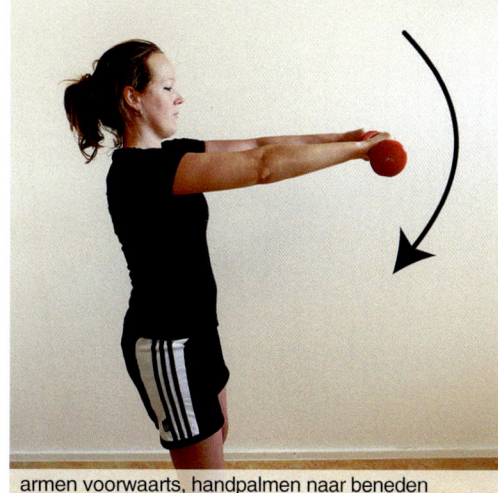
armen voorwaarts, handpalmen naar beneden

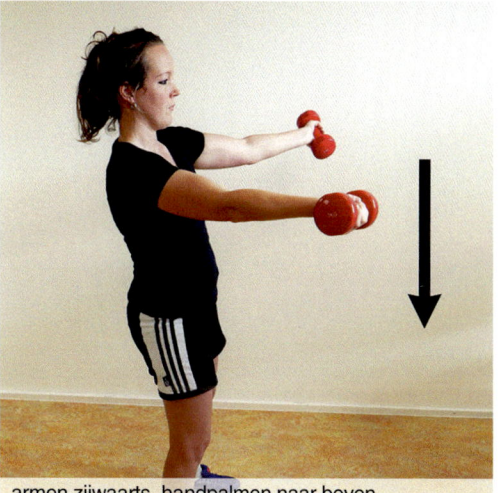
armen zijwaarts, handpalmen naar boven

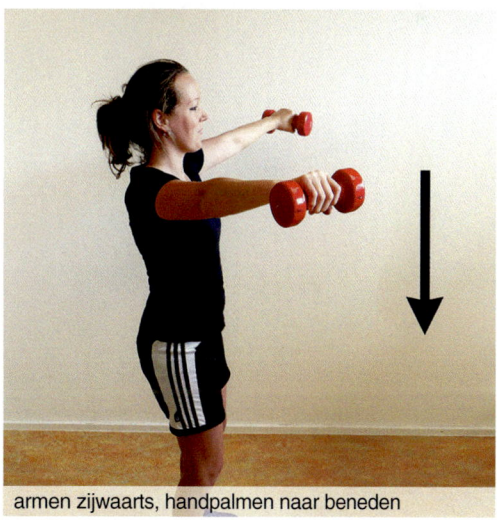
armen zijwaarts, handpalmen naar beneden

Figuur 3.7 Vier varianten bij het omlaag bewegen van de armen

Een uitgebreide verzameling schouderoefeningen is te vinden in een eerdere uitgaven van Orthopedische casuïstiek: *Oefenprogramma's voor schouderaandoeningen*, ▶H. 6, 7, 8 en 9.

Literatuur

1. Chaconas EJ, Kolber MJ, Hanney WJ, Daugherty ML, Wilson SH, Sheets C. Shoulder external rotator eccentric training versus general shoulder exercise for subacromial pain syndrome: a randomized controlled trial. Int J Sports Phys Ther. 2017;12(7):1121–33.

Tendinitis calcarea

Koos van Nugteren

4.1 Voorbeeldcasus – 40
4.1.1 Bevindingen bij onderzoek – 40
4.1.2 Interpretatie – 40

4.2 Bespreking – 40
4.2.1 Incidentie – 40
4.2.2 Etiologie – 41
4.2.3 Stadia van de aandoening – 41
4.2.4 Beeldvormende diagnostiek – 42

4.3 Therapie – 42
4.3.1 Fysiotherapie – 43
4.3.2 Andere therapieën – 44

4.4 Nadere informatie – 44

Literatuur – 44

© Bohn Stafleu van Loghum is een imprint van Springer Media B.V., onderdeel van Springer Nature 2020
K. van Nugteren en P. Joldersma (Red.), *Fysiotherapie bij peesaandoeningen*, Orthopedische casuïstiek,
https://doi.org/10.1007/978-90-368-2422-4_4

4.1 Voorbeeldcasus

Een 53-jarige vrouw kreeg zeer geleidelijk, in de loop van maanden, geringe last van haar rechterschouder. Bij bepaalde bewegingen kon er spontaan een pijnscheut optreden. Dit gebeurde vooral bij het zijwaarts heffen van de arm. Verder voelde zij bij activiteiten als strijken en koken vaak een licht zeurende pijn. Omdat de klachten gering waren, ging zij er nooit mee naar een arts. Na enkele jaren veranderde de situatie plotseling. Binnen een dag nam de pijn sterk toe en werd zelfs zo hevig, dat zij haar arm niet meer kon heffen. Zij liet de arm het liefst langs haar lichaam hangen. Zij raadpleegde direct een fysiotherapeut.

4.1.1 Bevindingen bij onderzoek

- Er is hevige pijn, ook in rust. Als zij ligt, is de pijn heviger dan in stand.
- De aangedane rechterschouder voelt warmer dan de linkerschouder.
- Actief heffen van de arm is onmogelijk vanwege de pijn.
- Passief heffen is wel mogelijk, maar alleen als de patiënt de arm heel goed ontspant.
- Passieve endo- en exorotatie zijn eveneens mogelijk bij een goed ontspannen arm.
- Palpatie van de pees van de m. supraspinatus provoceert herkenbare pijn.

4.1.2 Interpretatie

Voorgaand verhaal en onderzoek passen bij een tendinitis calcarea. De plotseling optredende hevige pijn is kenmerkend voor de resorptiefase van de aandoening. Er is dan sprake van een hevige inflammatie van een rotatorcuffpees waarin zich een kalkspat bevindt. Meestal betreft het de pees van de m. supraspinatus (fig. 4.1). Vanwege de beperkte subacromiale ruimte en de ruimte-innemende inflammatie, ontstaat er druk op de ontstekingshaard, wat hevige pijn oproept. Aangezien bij het heffen van de arm de m. supraspinatus contraheert en bovendien de subacromiale ruimte afneemt, provoceert het heffen van de arm ondraaglijke pijn.

4.2 Bespreking

Op röntgenfoto's worden dikwijls kalkdepots aangetroffen in pezen; met name de rotatorcuffpezen van de schouder zijn vaak aangedaan. In veel gevallen gaat het om een toevalsbevinding, waarbij er geen sprake is van klachten. Een kalkdepot in een pees kan jarenlang asymptomatisch blijven. Hoewel calcificatie het meest voorkomt in pezen van de rotatorcuffmusculatuur, kan de aandoening ook op andere locaties worden aangetroffen, bijvoorbeeld rondom de heup, de knie, de elleboog, de hand, de voet of de wervelkolom.

Een kalkdepot bevindt zich min of meer geïsoleerd van zijn omgeving en wordt niet gevasculariseerd [1]. Verder worden in een kalkdepot geen verschijnselen van ontsteking en geen necrotisch weefsel gevonden. Alleen in de laatste fase van de aandoening, de resorptiefase, is sprake van inflammatie.

4.2.1 Incidentie

Getallen over de incidentie van deze 'aandoening' variëren per onderzoek. Er worden incidenties van kalkdepositie in een of beide schouders gerapporteerd van 2,7–20 % [2]. Slechts in een minderheid van de gevallen ontwikkelt zich een *symptomatische* tendinitis calcarea. De incidentie neemt duidelijk toe in de leeftijdsgroep tussen veertig en zestig jaar. Bij vrouwen wordt de aandoening iets vaker gevonden dan bij mannen en de rechterschouder is iets vaker aangedaan dan de linker. Van de rotatorcuffpezen is de m. supraspinatus het meest frequent aangedaan (80 %), gevolgd door de m. infraspinatus (15 %) en de m. subscapularis (5 %) [3].

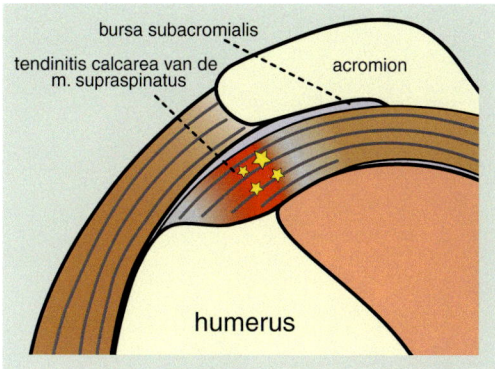

Figuur 4.1 Vereenvoudigde illustratie van een tendinitis calcarea van de m. supraspinatuspees tijdens de inflammatoire resorptiefase van de aandoening

4.2.2 Etiologie

De exacte oorzaak van een tendinitis calcarea is controversieel. Er bestaan verschillende hypothesen [4]. Opvallend vaak gaan peesdegeneratie (tendinose) en calcificatie samen [5]. Het maakt daarbij niet uit of de peesdegeneratie symptomen veroorzaakt of niet. Degeneratieve veranderingen in peesweefsel bij mensen ouder dan 35 jaar zijn een tamelijk veelvoorkomend verschijnsel. Verder is gebleken dat calcificatie van rotatorcuffpezen en (partiële) rupturen dikwijls tegelijk voorkomen, vooral bij ouderen [6]. In meer dan de helft van de gevallen vertoont het histologische beeld van een rotatorcuffruptuur intratendineuze calcificatie. Het vermoeden bestaat dan ook dat tendinitis calcarea en rotatorcuffrupturen twee aandoeningen zijn die eenzelfde oorzaak hebben [7, 8].

4.2.3 Stadia van de aandoening

De aandoening wordt onderverdeeld in drie stadia: de precalcificatie-, calcificatie- en postcalcificatiefase.
1. Precalcificatiefase
   In deze fase van de aandoening ondergaan cellen binnen het peesweefsel een verandering. Tenocyten veranderen in chondrocyten, waardoor het weefsel 'kraakbeniger' wordt: het wordt fibrocartilagineus weefsel. De patiënt heeft tijdens deze fase van de aandoening geen symptomen.
2. Calcificatiefase
   Zodra zich kalk heeft gevormd, *kan* de patiënt geleidelijk klachten gaan ervaren. Doorgaans zijn deze klachten mild van karakter en zijn ze gezien de vaak lange duur van de aandoening chronisch te noemen. Het stadium van calcificatie kan worden onderverdeeld in drie fases: *A* vormingsfase, *B* rustfase en *C* resorptiefase.
   A. Vormingsfase: wanneer kalk wordt gevormd, ontstaat een korrelig krijtachtig materiaal in het weefsel: wanneer men in deze fase opereert, moet men de kalk er als het ware uitscheppen en verwijderen. Het gebied waarin zich kalk vormt, bevat géén bloedvaten.
   B. Rustfase: vervolgens kan de aandoening zich geruime tijd (maanden tot jaren) stilhouden. Het kalkdepot bevindt zich geïsoleerd van de omgeving, omgeven door peesweefsel. Het veroorzaakt hierdoor nauwelijks pijn en kan ook niet worden geresorbeerd door de omgeving. Er treden daarom ook geen ontstekingsverschijnselen op.
   C. resorptiefase: de inflammatoire, zeer pijnlijke fase waarin de kalk wordt opgeruimd. De casus van dit hoofdstuk betreft deze fase van de aandoening.

> **Trauma**
>
> Veel auteurs zijn van mening dat een trauma de trigger is voor het ontstaan van een inflammatie van het kalkdepot [9]. Vermoed wordt dat kalk ontstaat op plaatsen waar degeneratie van peesweefsel plaatsvindt: zolang de kalk geïsoleerd binnen de pees ligt, levert dit niet of nauwelijks problemen op. Een trauma echter kan ervoor zorgen dat het kalkdepot in contact komt met het omringende, gedegenereerde en rijk gevasculariseerde en geïnnerveerde peesweefsel. Gevolg hiervan is een felle ontstekingsreactie die uiteindelijk zal leiden tot resorptie van het depot.

3. Postcalcificatiefase
   Terwijl het kalkdepot wordt opgeruimd vindt er proliferatie[1] plaats van fibroblasten. Een proces van wondgenezing wordt in gang gezet: nieuwe collageensynthese vindt plaats en geleidelijk wordt de ruimte die eerst door het kalkdepot werd ingenomen, opgevuld met nieuw peesweefsel. Gedurende de lange periode van remodellering verkrijgt de pees weer zijn oorspronkelijke sterkte. De pijn neemt verder af en verdwijnt uiteindelijk volledig. Eventueel kan men in dit stadium van de aandoening met oefentherapie het herstel van de pees bevorderen. Dit gebeurt met geleidelijk opgebouwde krachttraining van de rotatorcuffspieren (zie ▶H. 3).

4.2.4 Beeldvormende diagnostiek

Calcificatie van pezen is goed te zien op conventionele röntgenfoto's (◘fig. 4.2), met echografie en met MRI.

MRI-opnamen kunnen zinvol zijn om te beoordelen of er sprake is van een inflammatie en hoe groot deze is [10]. Dit feit is van belang omdat men vaak een – op de röntgenfoto – zichtbaar kalkdepot verantwoordelijk houdt voor de klachten van de patiënt, klachten die evengoed van naburig weefsel kunnen uitgaan. MRI kan behalve de aanwezigheid van een inflammatie ook eventuele ander pathologie aan het licht brengen.

4.3 Therapie

- **Afwachtend beleid**

Het natuurlijk verloop van de aandoening is in het algemeen gunstig. Het zal afhankelijk zijn van de ernst en de duur van pijn of therapeutische maatregelen nodig zijn. Ook het incasseringsvermogen van de patiënt en zijn bereidheid om natuurlijk herstel af te wachten zullen van invloed zijn op de keuze van eventueel te nemen therapeutische maatregelen.

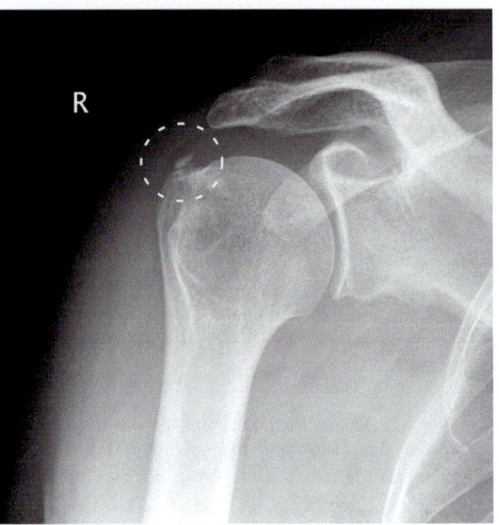

◘ **Figuur 4.2** Voor-achterwaartse röntgenfoto van het schoudergewricht. In de cirkel is een kalkhaard te zien in de m. supraspinatuspees, ter plaatse van de insertie aan het tuberculum majus

- **NSAID's**

Tijdens de pijnlijke resorpsiefase valt meestal niet te ontkomen aan pijnmedicatie zoals NSAID's. Hoewel hiervan goede resultaten worden beschreven [11] zijn er nog geen degelijk onderbouwde studies die hun effectiviteit op de mate van kalkresorptie aantonen [2].

- **Infiltratie met corticosteroïden**

Injectie met corticosteroïden moet worden gezien als een symptomatische therapie. Het effect ervan is veelal kortdurend. Het pijnlijke ontstekingsproces in de pees is volledig gericht op uiteindelijke resorptie van het kalkdepot. Stilleggen van dit ontstekingsproces door het infiltreren van corticosteroïden kan voor de patiënt weliswaar de pijn verminderen, maar hiermee wordt tevens het fysiologische genezingsproces stilgelegd. Vermoedelijk wordt de duur van de aandoening hierdoor verlengd.

---

1 Proliferatie = celvermeerdering.

4.3 · Therapie

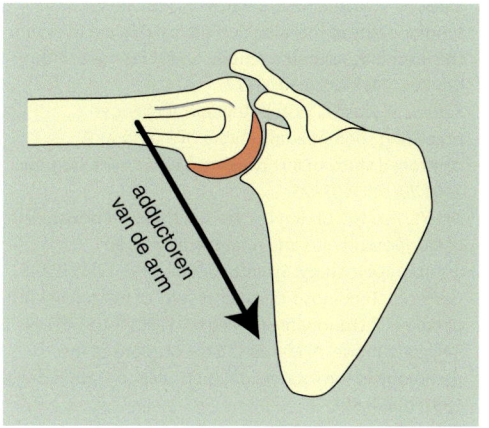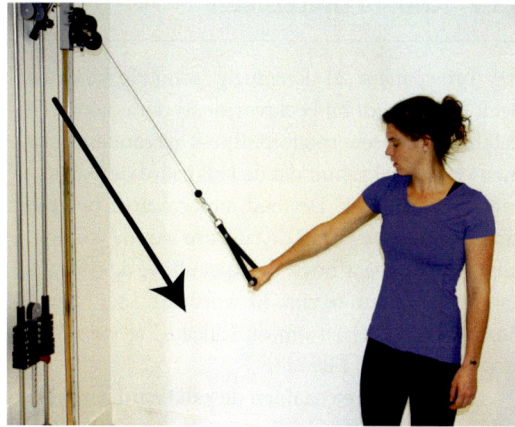

Figuur 4.3 Men kan proberen om met spierversterkende oefeningen voor de adductoren van de schouder meer ruimte te creëren tussen schouderkop en schouderdak

4.3.1 Fysiotherapie

Rustfase

Veel auteurs benadrukken het belang van adequate fysiotherapie tijdens de rustfase van de aandoening. Fysiotherapie is uiteraard alleen zinvol als de calcificatie klachten veroorzaakt.

Aangezien er in diverse onderzoeken op wordt gewezen dat calcificatie en degeneratie vaak samengaan, is het logisch een behandelmethode te kiezen die de kwaliteit van het peesweefsel positief beïnvloedt: krachttraining voor de rotatorcuffspieren, al of niet excentrisch uitgevoerd is de beste optie [12–14]. Sterke rotatorcuffspieren zijn bovendien in staat ruimte tussen humeruskop en schouderdak te creëren doordat zij een caudaalgerichte kracht op de humeruskop uitoefenen. Het oefenschema van ►H. 3 kan gebruikt worden om de aangedane rotatorcuffmusculatuur te trainen.

Resorptiefase

Tijdens de zeer pijnlijke resorptiefase van de aandoening valt er fysiotherapeutisch niet veel meer te doen dan afwachten tot de ergste pijn verdwenen is. Eventueel kunnen ijsapplicaties de felle pijn wat kalmeren. Verder kan men proberen om met spierversterkende oefeningen voor de adductoren van de schouder meer ruimte te creëren tussen schouderkop en schouderdak (fig. 4.3).

Als de inflammatie volledig is uitgedoofd, kan het zinvol zijn om – bij resterende zwakte – de andere schoudermusculatuur te versterken. Vooral voor patiënten die zwaar werk verrichten of een sport beoefenen met de aangedane arm, is begeleiding bij een gedoseerde opbouw van de belasting zinvol.

Aangezien het nog maanden zal duren voor de pees weer op volle sterkte is (het proces van remodellering van collageenvezels duurt maanden), moet het oefenprogramma geleidelijk worden opgebouwd. Het principe van de therapie komt overeen met dat van ieder weefselletsel: functionele, *lichtbelaste training* is van essentieel belang voor ingroei van het collageen in de juiste richting. Als de patiënt sport beoefent, kan al in een vroeg stadium aandacht besteed worden aan lichtgedoseerde, *sportspecifieke* training. Later, in de remodelleringsfase van het gelaedeerde weefsel, kan de belasting verder worden opgevoerd.

Hoewel de aandoening tijdens de pijnlijke resorptiefase zeer invaliderend van karakter is, betekent deze fase het einde van het kalkdepot en daarmee ook het einde van de aandoening. Als het kalkdepot al tijdens de langdurige rustfase van de aandoening klachten veroorzaakte, zal de patiënt, na resorptie van de kalk, hiervan uiteindelijk genezen zijn. hiervoor genoemde patiënte herstelde in drie maanden volledig van de aandoening en 14 jaar later was zij nog steeds klachtenvrij.

4.3.2 Andere therapieën

Als een patiënt al langdurig schouderklachten heeft en er wordt bij beeldvormend onderzoek een kalkhaard in een rotatorcuffpees gevonden, gaat men er meestal vanuit dat de kalkhaard de oorzaak van de klachten is. De tendinitis calcarea bevindt zich op dat moment in de rustfase van de aandoening en *kan*, maar hoeft dus niet altijd, de oorzaak van het probleem te zijn. Er worden echter allerlei therapieën toegepast om de kalkaard te verwijderen. Voorbeelden hiervan:
- met een of twee naalden de kalkhaard aanprikken onder echogeleiding, waarbij een vloeistof wordt ingespoten. Dit kan worden gecombineerd met het aspireren van de kalk.
- trombocytrijk plasma injecteren;
- de kalkhaard operatief verwijderen;
- een acromioplastiek met de bedoeling meer subacromiale ruimte te creëren voor de aangedane m. supraspinatuspees;
- extracorporeal-shockwavetherapie.

Hoewel diverse onderzoeken gunstige resultaten vermelden, ontbreekt degelijke wetenschappelijke onderbouwing voor bovenstaande technieken. Meer onderzoek wordt aanbevolen om de effectiviteit ervan aan te tonen of uit te sluiten.

4.4 Nadere informatie

Nadere informatie over dit onderwerp is te vinden in een eerdere uitgave van Orthopedische casuïstiek: *Onderzoek en behandeling van schouderklachten*, ►H. 2.

Literatuur

1. Jozsa L, Balint BJ, Reffy A. Calcifying tendinopathy. Arch Orthop Trauma Surg. 1980;97(4):305–7.
2. Uhthoff HK, Loehr JF. Calcifying tendinitis. Uit: Rockwood & Matsen. The Shoulder. 2nd ed. Philadelphia: Saunders; 1998. ►Hoofdstuk 18.
3. Valle VD, Bassi EM, Calliada F. Migration of calcium deposits into subacromial-subdeltoid bursa and into humeral head as a rare complication of calcifying tendinitis: sonography and imaging. J Ultrasound. 2015 Apr 17;18(3):259–63.
4. Sansone V, Maiorano E, Galluzzo A, Pascale V. Calcific tendinopathy of the shoulder: clinical perspectives into the mechanisms, pathogenesis, and treatment. Orthop Res Rev. 2018 Oct 3;10:63–72.
5. Kannus P, Jozsa L. Histopathological changes preceding spontaneous rupture of a tendon. A controlled study of 891 patients. J Bone Joint Surg Am. 1991;73(10):1507–25.
6. Jim YF, Hsu HC, Chang CY, Wu JJ, Chang T. Coexistence of calcific tendinitis and rotator cuff tear: an arthrographic study. Skeletal Radiol. 1993;22(3):183–5.
7. Gartner J. Tendinosis calcarea; results of treatment with needling. Z Orthop Ihre Grenzgeb. 1993;131(5):461–9.
8. Refior HJ, Krodel A, Melzer C. Examinations of the pathology of the rotator cuff. Arch Orthop Trauma Surg. 1987;106(5):301–8.
9. Rehak DC, Fu FH. Calcification of tendon of the vastus lateralis. A case report. Am J Sports Med. 1992;20(2):227–9.
10. Chow HY, Recht MP, Schils J, Calabrese LH. Acute calcific tendinitis of the hip: case report with magnetic resonance imaging findings. Arthritis Rheum. 1997;40(5):974–7.
11. McCarty DJ. Crystals and arthritis. Dis Mon. 1994;40(6):255–99.
12. Alfredson H, Pietilä T, Jonsson P, Lorentzon R. Heavy-load eccentric calf muscle training for the treatment of chronic Achilles tendinosis. Am J Sports Med. 1998;26(3):360–6.
13. Silbernagel KG, Thomee R, Thomee P, Karlsson J. Eccentric overload training for patients with chronic Achilles tendon pain: a randomised controlled study with reliability testing of the evaluation methods. Scand J Med Sci Sports. 2001;11(4):197–206.
14. Mafi N, Lorentzon R, Alfredson H. Superior short-term results with eccentric calf muscle training compared to concentric training in a randomized prospective multicenter study on patients with chronic Achilles tendinosis. Knee Surg Sports Traumatol Arthrosc. 2001;9(1):42–7.

Traumatische rotatorcuffruptuur

Koos van Nugteren

5.1 Voorbeeldcasus – 46
5.1.1 Bevindingen bij onderzoek, twee weken na het trauma – 46
5.1.2 Interpretatie – 46

5.2 Bespreking – 47
5.2.1 Locatie – 48

5.3 Conservatieve therapie – 49

5.4 Operatie – 51

5.5 Nadere informatie – 52

Literatuur – 52

© Bohn Stafleu van Loghum is een imprint van Springer Media B.V., onderdeel van Springer Nature 2020
K. van Nugteren en P. Joldersma (Red.), *Fysiotherapie bij peesaandoeningen*, Orthopedische casuïstiek,
https://doi.org/10.1007/978-90-368-2422-4_5

5.1 Voorbeeldcasus

Een 63-jarig man gleed uit tijdens een partijtje voetbal met zijn kleinkinderen. Hij probeerde zijn val op te vangen op zijn linkerarm. Op dat moment voelde hij een hevige pijnscheut in zijn linkerschouder. Hij probeerde nog door te voetballen, maar de pijn hinderde hem zodanig, dat hij moest stoppen. Hij kon zijn linkerarm niet meer heffen, de arm bewegen deed al pijn. Bovendien voelde hij zich onmachtig de arm te heffen. Na een bezoek aan de huisarts werd een röntgenfoto gemaakt. Daarop waren geen afwijkingen te zien. Toen na twee weken er nog steeds geen verbetering in de situatie merkbaar was, werd de patiënt doorverwezen naar de fysiotherapeut.

5.1.1 Bevindingen bij onderzoek, twee weken na het trauma

- De patiënt heeft geringe pijn in rust als de arm naar beneden hangt. De pijn neemt toe als hij de arm beweegt.
- Inspectie van de schouder toont atrofie van de m. supraspinatus en de m. infraspinatus (◘fig. 5.1).
- Algemene palpatie toont een geringe temperatuurverhoging rond het linkerschoudergewricht.
- Actieve elevatie is mogelijk tot ongeveer 45 graden. Hierbij valt op dat het scapulohumerale ritme is verstoord: direct bij het eleveren draait het schouderblad mee en wordt de linkerschouder geëleveerd. Humeroscapulair is er geen beweging.
- Passieve elevatie is, als de patiënt goed ontspant, vrijwel volledig mogelijk. Alleen eindstandig is dit pijnlijk.
- Eindstandige adductie, exorotatie en endorotatie zijn alle pijnlijk.
- Weerstand bij abductie is zeer zwak en pijnlijk.
- Weerstand bij exorotatie is zeer zwak en pijnlijk.
- Drop-armtest is positief: na passief heffen van de arm kan de patiënt de arm even hoog houden, maar niet geleidelijk naar beneden laten bewegen: de arm valt rond 90 graden abductie vanzelf en met een pijnscheut naar beneden.

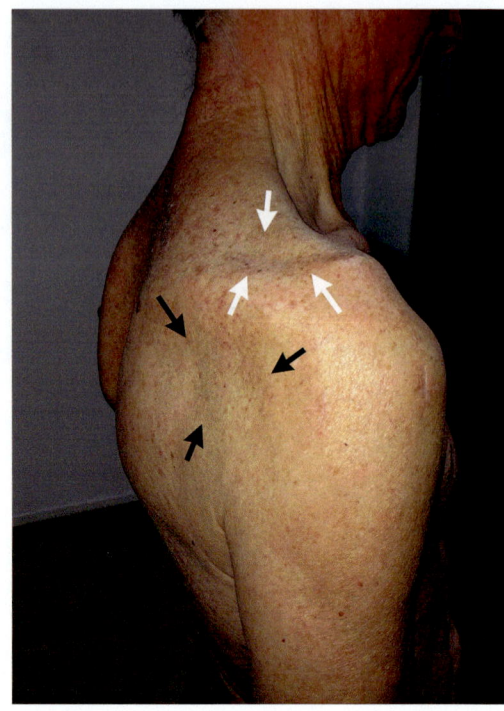

◘ **Figuur 5.1** Atrofie van de mm. supraspinatus (witte pijlen) en de m. infraspinatus (zwarte pijlen) (deze foto betreft een andere patiënt)

- Lagtests (◘fig. 5.2) zijn positief voor de mm. supra- en infraspinatus. De arm valt 20 graden terug vanuit de uitgangspositie.
- De sensibiliteit van schouder, arm en hand is normaal.

5.1.2 Interpretatie

Het verhaal van de patiënt, de inspectie en het functieonderzoek wijzen op een rotatorcufflaesie. Er is nog een geringe inflammatie aanwezig, een reactie van het lichaam op weefselschade. De inflammatie bevindt zich ter plaatse van het peesletsel en waarschijnlijk ook in het gewrichtskapsel: de rotatorcuffmusculatuur heeft inserties die gedeeltelijk in het gewrichtskapsel uitstralen. Naast de aangedane cuffpezen kan dus ook het gewrichtskapsel geïrriteerd zijn. Dit verklaart de symptomen van geringe capsulitis: pijn bij eindstandige bewegingen in het schoudergewricht.

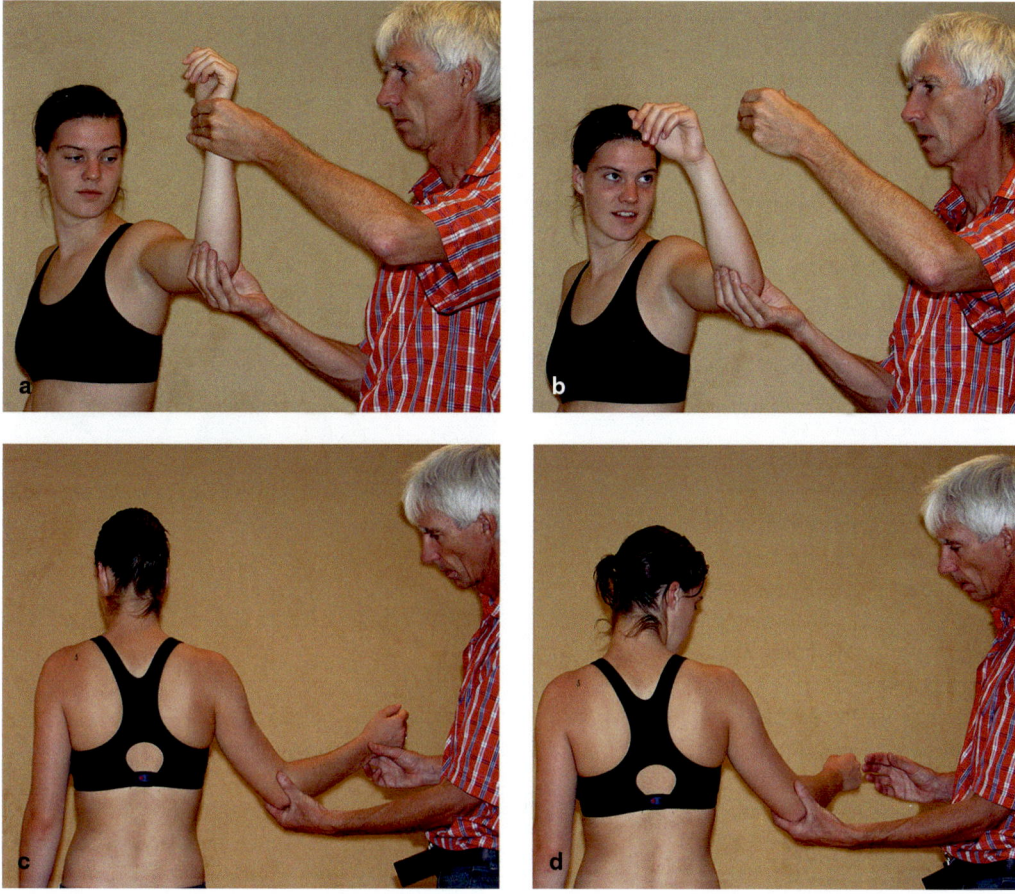

Figuur 5.2 Bij de uitvoering van lagtests brengt de onderzoeker de arm van de patiënt in een bepaalde positie. Vervolgens laat de onderzoeker de arm los. Wanneer de patiënt niet in staat is de uitgangspositie van de arm te handhaven, is de test positief. Als de arm meer dan 10 graden terugvalt, is er zeer waarschijnlijk sprake van een peesruptuur van rotatorcuffspieren. (**a** en **b**) Infraspinatus-lagtest. (**a**) Uitgangspositie. (**b**) Voorbeeld van een positieve infraspinatus-lagtest. (**c** en **d**) Supraspinatus-lagtest. (**c**) Uitgangspositie. (**d**) Voorbeeld van een positieve supraspinatus-lagtest

5.2 Bespreking

Er is een groot verschil tussen een chronische atraumatische en een acute traumatische rotatorcuffruptuur. De acute ruptuur is een letsel met pijn en sterk functieverlies van de arm. De casus uit dit hoofdstuk is een duidelijk voorbeeld hiervan. De aandoening is vrij gemakkelijk te herkennen op grond van het verhaal van de patiënt en het klinisch onderzoek. De patiënt kan de arm sinds het trauma niet heffen en in het klinisch onderzoek zijn de lagtests de eerste weken na het trauma gewoonlijk positief. Daarbij tonen de weerstandstests extreme zwakte van de aangedane rotatorcuffspieren.

Een chronische rotatorcuffruptuur is degeneratief van aard en kan symptoomloos aanwezig zijn. Ongeveer de helft van de mensen ouder dan 80 jaar heeft een rotatorcuffruptuur. In de meeste gevallen is die asymptomatisch [1]. Soms vertonen deze mensen symptomen van een impingementsyndroom doordat disfunctie van de rotatorcuffmusculatuur craniale migratie van de schouderkop veroorzaakt. De craniale migratie wordt vooral gezien bij mensen met een gecombineerde peesruptuur van de m. supra- en infraspinatus [2]. Impingementtests zijn dan positief (▶H. 2).

> **Leeftijd en rotatorcuffrupturen**
>
> Tempelhof et al. (1999) [1] onderzochten met echografie de rotatorcuffpezen van 411 asymptomatische vrijwilligers ouder dan 50 jaar. Zij verdeelden de vrijwilligers in vier leeftijdsgroepen en bepaalden het aantal rotatorcuffrupturen per leeftijdsgroep. Van alle onderzochte personen had 23 % een rotatorcuffruptuur:
> - 50 tot 59 jaar: 13 %.
> - 60 tot 69 jaar: 20 %.
> - 70 tot 79 jaar: 31 %.
> - 80 tot 89 jaar: 51 %.
>
> De conclusie van de auteurs is dat rotatorcuffrupturen *tot op zekere hoogte* gezien moeten worden als normale degeneratieve veranderingen die kunnen optreden in de loop van het leven.
> Keener et al. (2015) [3] concluderen in hun studie dat rotatorcuffrupturen de neiging hebben in de loop van jaren groter te worden waarbij verdere degeneratie en zwakte van de rotatorcuffspieren optreedt.
> Een studie van Mall et al. (2010) [4] toont dat, bij klachtenvrije mensen, grote rupturen meer kans hebben in een later stadium klachten te veroorzaken dan kleine rupturen.
> Al met al lijkt het, mede op grond van genoemde studies, zinvol om bij het toenemen van de leeftijd de rotatorcuffspieren te oefenen, al of niet in sportverband. Bewegingsarmoede leidt immers tot zwakte en degeneratie van spieren en pezen.

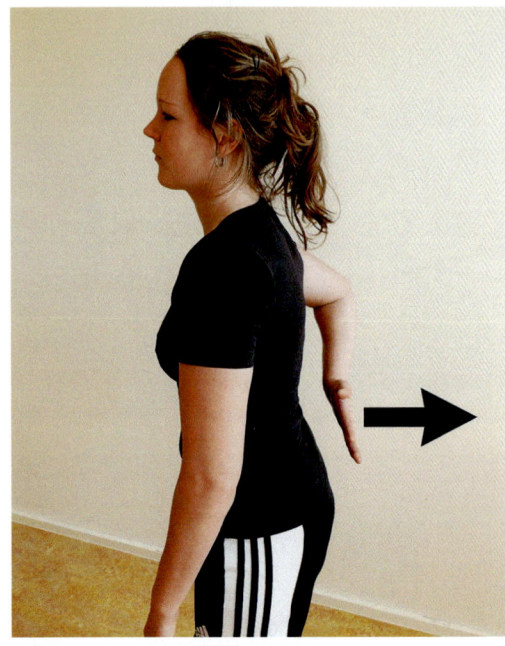

Figuur 5.3 Lift-offtest. De onderzoeker brengt de arm van de patiënt achter de rug met de elleboog in 90 graden flexie. De patiënt probeert de arm van de rug af te brengen naar achteren. De test is positief als dit de patiënt niet lukt

5.2.1 Locatie

In principe kan iedere rotatorcuffpees afzonderlijk afscheuren. Vaak bestaat er echter een ruptuur van verschillende rotatorcuffpezen. De meest getroffen locatie is de pees van de m. supraspinatus, al of niet gecombineerd met die van de m. infraspinatus, m. teres minor en m. subscapularis. Soms scheurt de volledige rotatorcuffmanchet.

Een acute geïsoleerde (partiële) ruptuur van de m. subscapularis is betrekkelijk zeldzaam. Letsel van de pees van de m. subscapularis komt vooral voor bij mensen op jongere of middelbare leeftijd die een bovenhandse sport beoefenen. Bij hen kan tijdens de *late cocking* (extreme exorotatie bij 90° abductie) een ruptuur van de pees van de m. subscapularis ontstaan door overrekking. Een subscapularisruptuur kan ook ontstaan door een val met de arm in extreme exorotatie en 90 graden abductie. Ook dan is er sprake van overrekking van de pees. Klinisch is een peesruptuur van de m. subscapularis te herkennen aan een positieve lift-offtest (fig. 5.3), een positieve belly-presstest (fig. 5.4) en een positieve subscapularis-lagtest (fig. 5.5).

5.3 · Conservatieve therapie

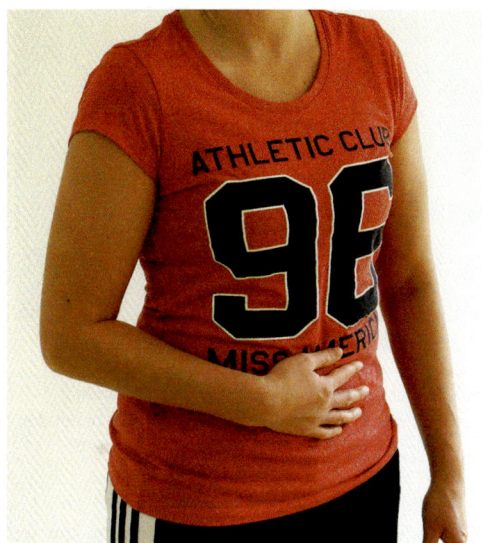

Figuur 5.4 Belly-presstest of napoleontest. De onderzoeker vraagt de patiënt de hand van de aangedane arm tegen de buik te drukken met de elleboog opzij. De test is positief bij pijn of onvermogen de test uit te voeren. Alternatieve uitvoering: de onderzoeker probeert de hand van de patiënt van de buik af te trekken. Krachtsverlies wijst op een m. subscapularisruptuur

5.3 Conservatieve therapie

Conservatief beleid bij een rotatorcuffruptuur wordt in het algemeen gevolgd bij ouderen die een passief leven leiden, geen sport beoefenen en geen zware belastingen van de armen hoeven te ondergaan.

Afhankelijk van de uitgebreidheid, mate van degeneratie en de locatie van de ruptuur zal de peesruptuur zich in een bepaalde mate herstellen. Wanneer herstel van een peesruptuur uitblijft, kan men met oefentherapie proberen de verloren functie te compenseren door training van de nog functionerende musculatuur. Veel ouderen kunnen in het dagelijks leven nog goed functioneren ondanks uitgebreide rotatorcuffrupturen.

- **Voorlichting en advisering**

Van belang is de oudere patiënt voor te houden dat er in veel gevallen goed te leven valt met een gescheurde rotatorcuffpees en dat de functie van deze spieren in een aantal gevallen kan worden overgenomen door andere schouderspieren.

Daarnaast dient te worden geadviseerd pijnprovocerende activiteiten, indien mogelijk, te vermijden om verdere irritatie van de rotatorcuffpezen te voorkomen.

- **Lichtbelaste oefeningen**

Als de ruptuur nog vers is en het lichaam reageert met een ontstekingsreactie, is het zaak om *na* de acute fase snel te beginnen met lichtbelaste oefeningen. Dit stimuleert het herstel van het gelaedeerde weefsel. Denk hierbij aan wandelen (de armen bewegen hierbij immers frequent), zwaaien/slingeren met de armen en zwemmen. De oefeningen worden afhankelijk van de pijn passief of actief uitgevoerd.

- **Mobiliteit onderhouden**

Omdat patiënten met een rotatorcuffruptuur in eerste instantie bepaalde bewegingen in het glenohumerale gewricht niet actief kunnen maken, dient de mobiliteit in deze beperkte richting passief onderhouden te worden. Bij ouderen ontstaat immers redelijk snel een bewegingsbeperking als bepaalde bewegingen lange tijd niet worden uitgevoerd. Een katrol die over een deur wordt gehangen, is een goed hulpmiddel om de mobiliteit te onderhouden. De aangedane arm wordt hierbij omhoog getrokken door de gezonde arm (fig. 5.6).

- **Subacromiale ruimte creëren**

Aangezien een rotatorcuffruptuur vaak leidt tot een craniale migratie van de schouderkop, worden spierversterkende adductorenoefening opgegeven (fig. 3.3 en 4.3). Hiermee kan in een aantal gevallen de pijn verlicht worden doordat deze spieren de schouderkop omlaag trekken en dus subacromiaal meer ruimte kunnen creëren. Aangeraden wordt om deze oefening minimaal twee keer per dag in 3 setjes van 15 herhalingen te doen.

- **Actieve elevatie opbouwen**

Het doel van de fysiotherapie is om uiteindelijk een goede schouderfunctie te verkrijgen, zodat de patiënt in staat is de aangedane arm weer te heffen. De actieve elevatie van de arm kan heel geleidelijk opgebouwd worden door te variëren in uitgangspositie (lig, halfzit, zit of stand), de grootte

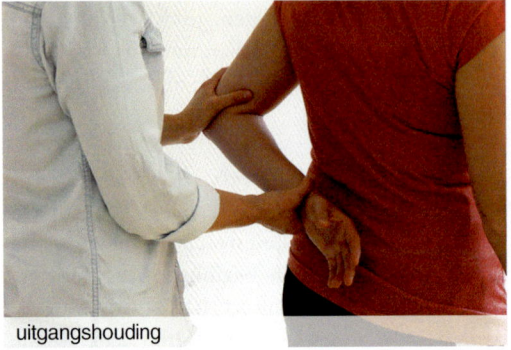
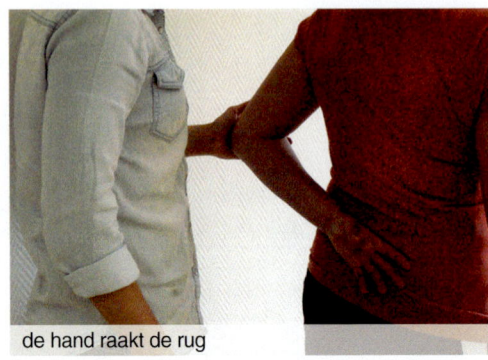

Figuur 5.5 Subscapularis-lagtest. Links: uitgangshouding: de onderzoeker brengt de arm in maximale endorotatie achter de rug en laat de arm vervolgens los. De test is positief als de patiënt niet in staat is de arm in deze positie te houden: de hand beweegt dan vanzelf naar voren

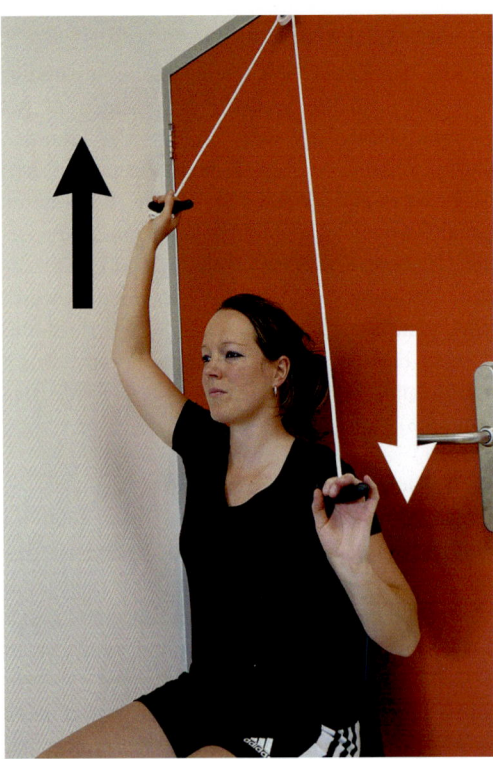

Figuur 5.6 Een katrol kan worden gebruikt om de mobiliteit te onderhouden

van de bewegingsuitslag van de oefening, het wel of niet gebruiken van gewichtjes, het gebruik van de andere arm als ondersteuning enzovoort. Eerst zullen alleen kleine bewegingsuitslagen mogelijk zijn. Goede voorbeelden om mee te beginnen zijn:
- Oefeningen in lig met de aangedane arm recht omhoog. De patiënt probeert vanuit deze positie allerlei bewegingen uit te voeren, eerst heel kleine onbelaste bewegingen en daarna ruimere bewegingen eventueel met een gewichtje in de hand (fig. 5.7).
- Halfopenketenoefeningen zijn zeer geschikt hiervoor en vaak al in een vroeg stadium uit te voeren (fig. 5.8).

- **Intacte schoudermusculatuur versterken**

Naast het terug zien te krijgen van de actieve schouderelevatie bestaat de therapie voor een rotatorcuffruptuur uit krachttraining van de schoudermusculatuur die nog wel functioneert. De nog intacte schouderspieren hebben een sleutelfunctie bij het herstel. De bedoeling van het trainen van deze spieren is dat ze de functie gaan overnemen van de gelaedeerde rotatorcuffspier. Dit blijkt in veel gevallen (deels) mogelijk te zijn voor alledaagse activiteiten.

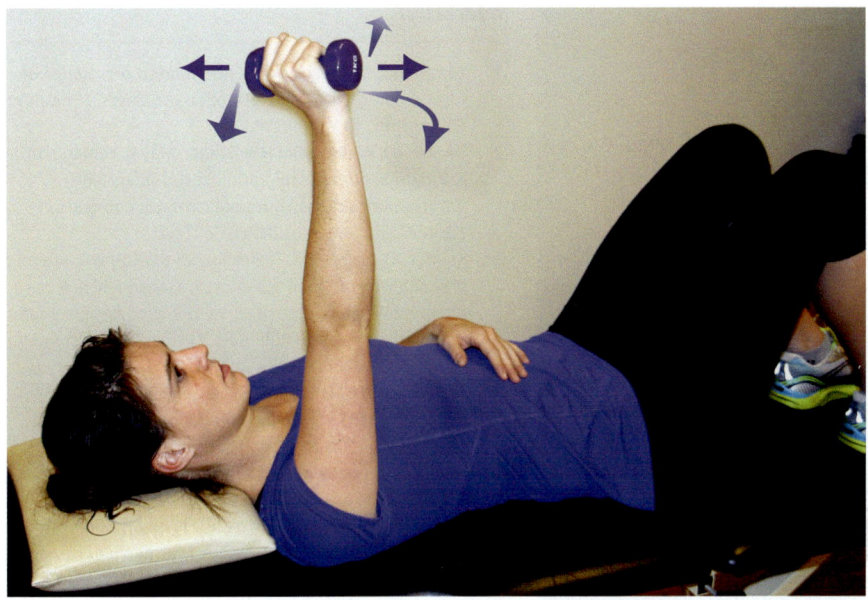

Figuur 5.7 Lichte oefeningen om controle te krijgen over de nog functionerende schouderspieren bij een rotatorcufflaesie: kleine armbewegingen in lig met de arm in 90 graden anteflexie

- **Coördinatieve en stabiliserende schoudertraining**

Zodra de schoudermusculatuur krachtig genoeg is, dient de patiënt een goed functionerend samenspel tussen de resterende intacte spieren te ontwikkelen. Dit kan door middel van coördinatief lastig uit te voeren schouderbewegingen, zoals het stuiteren, gooien en vangen van een bal.

Het is niet mogelijk een algemeen geldend oefenprogramma te beschrijven voor een rotatorcufflaesie omdat de locatie, ernst en mate van pijn na dergelijk letsel individueel sterk verschillen. Het is de taak van de behandelaar geschikte oefeningen te kiezen.[1]

5.4 Operatie

Voor het operatief hechten van het gerluptureerde peesweefsel wordt gekozen bij betrekkelijk jonge patiënten met gezond peesweefsel die kort na het letsel worden geopereerd. Dan valt goed resultaat te verwachten.

Op oudere leeftijd wordt operatief herstel van geruptureerd tendinotisch peesweefsel meestal niet uitgevoerd vanwege de grote kans op recidieven. Mocht conservatief beleid te weinig resultaat opleveren en de patiënt veel pijn en functieverlies ervaren, dan kan altijd nog gekozen worden voor een operatie [5].

> **Wel of niet opereren?**
>
> Een recente meta-analyse van Ryösä et all. (2017) [6] toonde na een jaar geen klinisch significant verschil tussen geopereerde en met actieve fysiotherapie behandelde patiënten met een symptomatische rotatorcuffruptuur. Zij concludeerden dat actieve fysiotherapie in ieder geval in het begin de voorkeur heeft boven een operatie, omdat fysiotherapie goedkoper is en minder complicaties veroorzaakt.

---

1 Een uitgebreider oefenprogramma voor de rotatorcuffruptuur is te vinden in een eerder verschenen uitgave van Orthopedische casuïstiek: *Oefenprogramma's voor schouderaandoeningen*, ▶ H. 11.

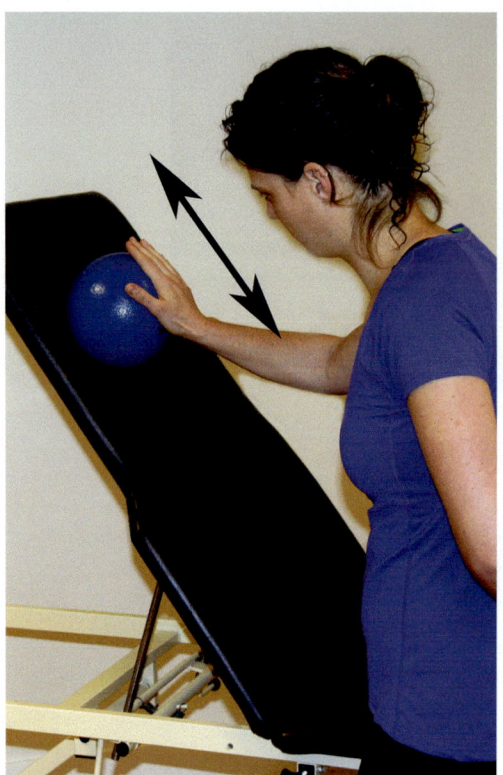

☐ **Figuur 5.8** Voorbeeld van een halfopenketenoefening. Deze oefening voor de elevatie van de arm is vaak al in een vroeg stadium mogelijk bij patiënten met een rotatorcufflaesie

5.5 Nadere informatie

Nadere informatie en meer casuïstiek over rotatorcuffrupturen zijn te vinden in eerdere uitgaven van Orthopedische casuïstiek:
- *Oefenprogramma's voor schouderaandoeningen*, ►H. 11.
- *Onderzoek en behandeling van sportblessures van de schouder*, ►H. 8.
- *Onderzoek en behandeling van de schouder*, ►H. 5 en 5a.
- *Onderzoek en behandeling van het bewegingsapparaat bij ouderen*, ►H. 5 en 5a.

Literatuur

1. Tempelhof S, Rupp S, Seil R. Age-related prevalence of rotator cuff tears in asymptomatic shoulders. J Shoulder Elbow Surg. 1999;8(4):296–9.
2. Keener JD, Wei AS, Kim HM, Steger-May K, Yamaguchi K. Proximal humeral migration in shoulders with symptomatic and asymptomatic rotator cuff tears. J Bone Joint Surg Am. 2009;91(6):1405–13.
3. Keener JD, Galatz LM, Teefey SA, Middleton WD, Steger-May K, Stobbs-Cucchi G, Patton R, Yamaguchi K. A prospective evaluation of survivorship of asymptomatic degenerative rotator cuff tears. J Bone Joint Surg Am. 2015 Jan 21;97(2):89–98.
4. Mall NA, Kim HM, Keener JD, Steger-May K, Teefey SA, Middleton WD, Stobbs G, Yamaguchi K. Symptomatic progression of asymptomatic rotator cuff tears: a prospective study of clinical and sonographic variables. J Bone Joint Surg Am. 2010 Nov 17;92(16):2623–33.
5. Abdul-Wahab TA, Betancourt JP, Hassan F, Thani SA, Choueiri H, Jain NB, Malanga GA, Murrell WD, Prasad A, Verborgt O. Initial treatment of complete rotator cuff tear and transition to surgical treatment: systematic review of the evidence. Muscles Ligaments Tendons J. 2016 May 19;6(1):35–47.
6. Ryösä A, Laimi K, Äärimaa V, Lehtimäki K, Kukkonen J, Saltychev M. Surgery or conservative treatment for rotator cuff tear: a meta-analysis. Disabil Rehabil. 2017;39(14):1357–63.

Ruptuur van het caput longum van de m. biceps brachii

Koos van Nugteren

6.1 Voorbeeldcasus – 54
6.1.1 Bevindingen bij onderzoek, een week na het begin van de klachten – 54
6.1.2 Interpretatie – 54

6.2 Bespreking – 54
6.2.1 Etiologie – 55
6.2.2 Diagnostiek – 55

6.3 Conservatieve therapie – 57

6.4 Operatieve therapie – 57

6.5 Complicaties – 58

6.6 Andere aandoeningen van het caput longum – 58

6.7 Nadere informatie – 59

Literatuur – 60

© Bohn Stafleu van Loghum is een imprint van Springer Media B.V., onderdeel van Springer Nature 2020
K. van Nugteren en P. Joldersma (Red.), *Fysiotherapie bij peesaandoeningen*, Orthopedische casuïstiek,
https://doi.org/10.1007/978-90-368-2422-4_6

6.1 Voorbeeldcasus

Een 82-jarige vrouw kreeg op een dag spontaan pijn aan de voorzijde van de schouder. De pijn werd vooral gevoeld bij het heffen van de arm. De volgende dag was er een bloeduitstorting halverwege de bovenarm waarneembaar en na enkele dagen ontstond een vreemde bobbel op haar bovenarm. In het verleden had zij vaker schouderklachten gehad, maar toen was de pijn heel anders. Destijds werd de pijn veroorzaakt door polymyalgia rheumatica (spierreuma). Hiervoor slikte zij nog steeds prednison. Aangezien zij al behandeld werd door de fysiotherapeut voor andere klachten, vroeg zij hem wat er aan de hand kon zijn.

6.1.1 Bevindingen bij onderzoek, een week na het begin van de klachten

- Inspectie toont een forse bobbel anterolateraal en distaal op de bovenarm (◘ fig. 6.1).
- Het hematoom is nog zichtbaar, maar bevindt zich nu distaal op de bovenarm.
- Actief heffen van de arm is pijnlijk en hierdoor ook enigszins beperkt.
- Passief heffen van de arm is eindstandig pijnlijk.
- Weerstandstests: abductie en in mindere mate exorotatie zijn pijnlijk.
- Weerstand tegen flexie van de elleboog is licht verzwakt en pijnlijk. De bobbel wordt hierbij nog dikker.
- Palpatie rond de sulcus bicipitalis provoceert herkenbare pijn.

6.1.2 Interpretatie

Het verhaal van de patiënt en de inspectie zijn eigenlijk al voldoende om een juiste diagnose te kunnen stellen. De bobbel ook wel Popeye sign genoemd, is zeer kenmerkend voor deze aandoening. De bevindingen bij onderzoek bevestigen dat er sprake moet zijn van een ruptuur van de lange kop van de m. biceps brachii. Deze patiënte loopt verhoogd risico op het krijgen van een dergelijke peesruptuur vanwege haar leeftijd en het gebruik van prednison.

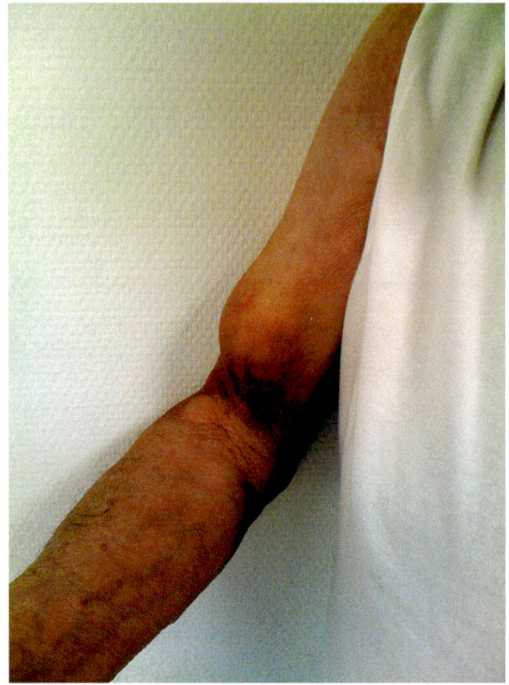

◘ **Figuur 6.1** Inspectie toont een forse bobbel anterolateraal en distaal op de bovenarm. Het hematoom is nog zichtbaar

6.2 Bespreking

Het caput longum van de m. biceps brachii is ongeveer 9 cm lang [1] en heeft zijn origo aan het het labrum glenoidale van de scapula en/of aan het tuberculum supraglenoidale. Er bestaan veel anatomische variaties [2–5]. Soms zit de origo van de pees grotendeels vast aan het tuberculum glenoidale, maar meestal ontspringt de pees van het labrum of van beide locaties.

Het caput longum (◘ fig. 6.2) heeft een verloop *over* de humeruskop; de biceps brachii is daarom in staat in het schoudergewricht een abductie te bewerkstelligen [6, 7]. Verder kan de spier de stabiliteit van het glenohumerale gewricht ondersteunen [8, 9]. Een belangrijkere functie van de

6.2.1 Etiologie

Omdat het caput longum van de m. biceps brachii in zekere zin tot de rotatorcuffmanchet behoort (◘ fig. 6.3), kunnen dezelfde problemen ontstaan als bij de overige rotatorcuffspieren, zoals tendinose, een ruptuur en een impingementsyndroom. Meestal ontstaat een ruptuur van de het caput longum min of meer spontaan ten gevolge van degeneratie; dit gebeurt vooral bij mannen ouder dan 50 jaar [11]. Vaak hebben deze patiënten ook degeneratieve verschijnselen van de rotatorcuffmanchet en symptomen van een impingementsyndroom [12]. Het is niet vreemd dat een door degeneratie gezwollen bicepspees in de nauwe sulcus bicipitalis in de knel kan raken met druknecrose als gevolg [10]. Gebuikers van corticosteroïden zoals prednison lopen verhoogd risico.

Soms gaat er een labrumletsel aan de peesruptuur vooraf. De lange kop van de biceps trekt dan, voorafgaand aan de ruptuur, eerst een deel van het labrum glenoidale los. Dit overkomt vooral jongere mensen die een bovenhandse sport beoefenen. Men noemt een dergelijk letsel een SLAP (Superior Labral tear from Anterior to Posterior)-laesie (◘ fig. 6.4).

6.2.2 Diagnostiek

De diagnose van een proximale bicepspeesruptuur is eenvoudig te stellen. Er is in de acute fase vrijwel altijd merkbaar krachtsverlies bij de flexie van de (gesupineerde) elleboog tegen weerstand. Door contractie van de biceps ontstaat daarbij een duidelijk prominerende 'bolle' spierbuik distaal in de bovenarm. Dit beeld is het best waarneembaar als de patiënt een dumbell vasthoudt met de ellebogen gesupineerd en gebogen (◘ fig. 6.5). De onderzoeker kan zo de contouren van beide bovenarmen goed met elkaar vergelijken. Een hematoom is vaak, maar niet altijd waarneembaar.

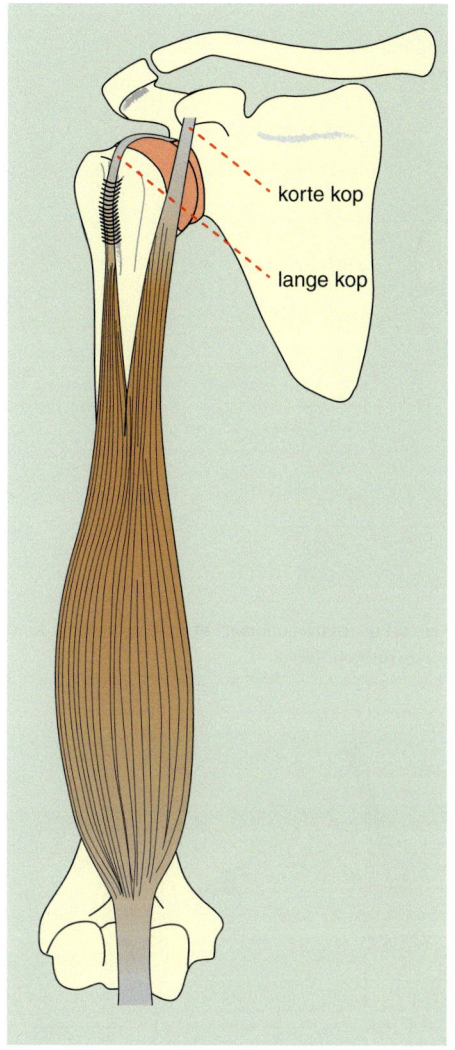

◘ **Figuur 6.2** De lange en korte kop van de m. biceps brachii

m. biceps brachii is de supinatie van de elleboog en flexie van een gesupineerde elleboog. Flexiekracht van de elleboog wordt overigens vooral opgebracht door de m. brachialis.

Distale bicepspeesrupturen zijn veel zeldzamer dan proximale; in slechts in 3 % van de gevallen ruptureert de distale eindpees [10]. Deze rupturen worden meer bij jongeren gezien en ontstaan gewoonlijk traumatisch.

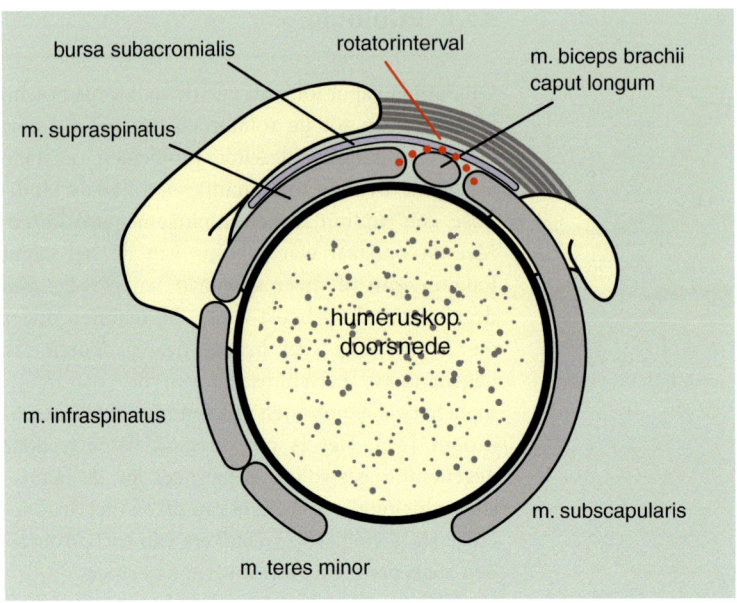

Figuur 6.3 De lange kop van de m. biceps brachii behoort in zekere zin tot de rotatorcuffmanchet. De pees bevindt zich tussen die van de m. subscapularis en de m. supraspinatus ter plaatse van de rotatorinterval

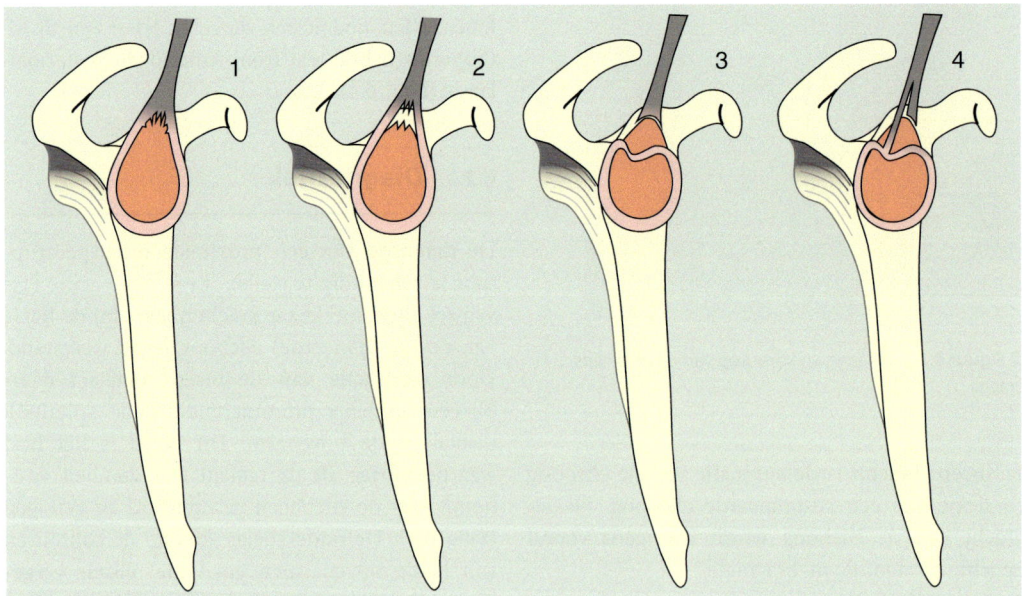

Figuur 6.4 Vier voorbeelden van een SLAP-laesie: (1) Het labrum glenoidale is beschadigd. (2) De bicepspees heeft het labrum losgetrokken van het glenoid. (3) Het labrum is losgescheurd van het glenoid maar de biceps zit nog vast aan het tuberculum supraglenoidale. (4) Een combinatie van 2 en 3

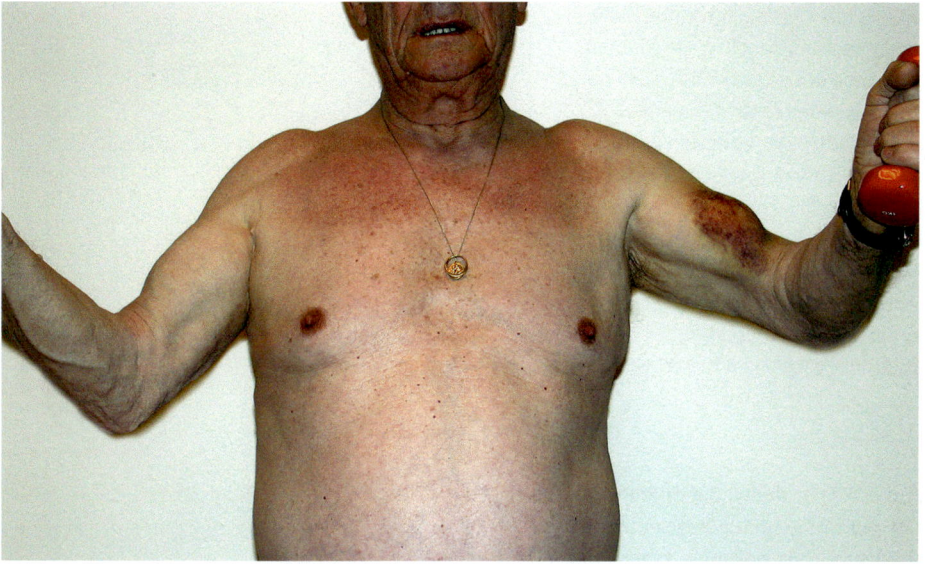

Figuur 6.5 Ruptuur van het caput longum van de m. biceps brachii bij een 81-jarige man. Een bolle naar distaal verplaatste spierbuik is zichtbaar. Dit kan het best worden waargenomen bij aanspanning van de spier; deze patiënt houdt daarvoor in beide handen een kleine halter

6.3 Conservatieve therapie

Conservatief behandelde patiënten hebben gewoonlijk op lange termijn weinig hinder van de ruptuur. Enig krachtsverlies van de flexie van de elleboog en soms milde pijnklachten kunnen uiteindelijk resteren. Behandeling van de dieper liggende oorzaak van de ruptuur is zinvol. Vaak is er namelijk sprake van verzwakte cuffspieren met verschijnselen van degeneratie en/of rupturen. Versterking van schoudermusculatuur is dan aan te raden (▶H. 3).

6.4 Operatieve therapie

Volledig anatomisch herstel is onmogelijk, aangezien de beide peesuiteinden door contractie van de spier te ver uit elkaar komen te liggen en de zich naar distaal teruggetrokken pees chirurgisch moeilijk te bereiken is.

Operatie bestaat uit een peestranspositie: de bicepspees krijgt een nieuwe origo. De peesstomp wordt verplaatst naar de processus coracoideus, of hij wordt vastgehecht aan het peesblad van de korte kop van de biceps, een betrekkelijk eenvoudige chirurgische ingreep. Het beste resultaat is te verwachten als de operatie korte tijd na het letsel wordt uitgevoerd, dat wil zeggen binnen zes weken na het ontstaan van de ruptuur [10].

Conservatief versus operatief

Sturzenegger et al. [12] maten het krachtsverlies dat resteerde ruim drie jaar na laesie van de lange kop van de biceps. Zij vergeleken de kracht bij een patiëntengroep die een operatie had ondergaan met de kracht bij een groep die conservatief behandeld was. Resultaten: zie tabel.

	krachtsverlies na operatie	krachtsverlies na conservatieve behandeling
elleboog-flexie	8 %	16 %
elleboogsupinatie	7 %	11 %
schouderabductie	20 %	16 %

> Operatie blijkt gunstig te zijn voor de mate van flexie- en supinatiekracht in de elleboog, maar ongunstig voor de abductiekracht van de schouder. Op langere termijn nemen de verschillen tussen de resultaten van een operatie en die van conservatieve behandeling af. Phillips et al. [13] maten de kracht van supinatie en flexie in de elleboog bij geopereerden en bij conservatief behandelde patiënten, waarbij de gemiddelde follow-uptijd bijna 8 jaar bedroeg. Zij vonden geen significante verschillen tussen beide groepen.

Concluderend kan men stellen dat operatie geïndiceerd is als er geen uitgebreide begeleidende cuffpathologie bestaat en als optimale kracht ook op korte termijn voor de patiënt belangrijk is. Denk hierbij bijvoorbeeld aan jonge actieve mensen, mensen die fysiek zware arbeid moeten verrichten en aan sporters [12]. Eventueel kan een operatie om cosmetische redenen worden uitgevoerd.

6.5 Complicaties

In enkele gevallen ontwikkelt zich na een ruptuur van de lange kop van de m. biceps brachii een impingementsyndroom doordat bij contractie van de m. biceps brachii de bovenarm naar craniaal wordt getrokken door de nog staande korte kop van de m. biceps brachii, die zijn origo heeft aan de processus coracoideus van het schouderblad (fig. 6.6). Verder kan er eerder instabiliteit van het humeroscapulaire gewricht ontstaan doordat er een pees ontbreekt.

6.6 Andere aandoeningen van het caput longum

Het caput longum van de biceps brachii wordt sensorisch rijk geïnnerveerd en is mede daardoor een beruchte locatie voor schouderpijn. Aandoeningen die er kunnen ontstaan, zijn:
- Tendinose. Degeneratieve veranderingen in de pees zijn te vergelijken met

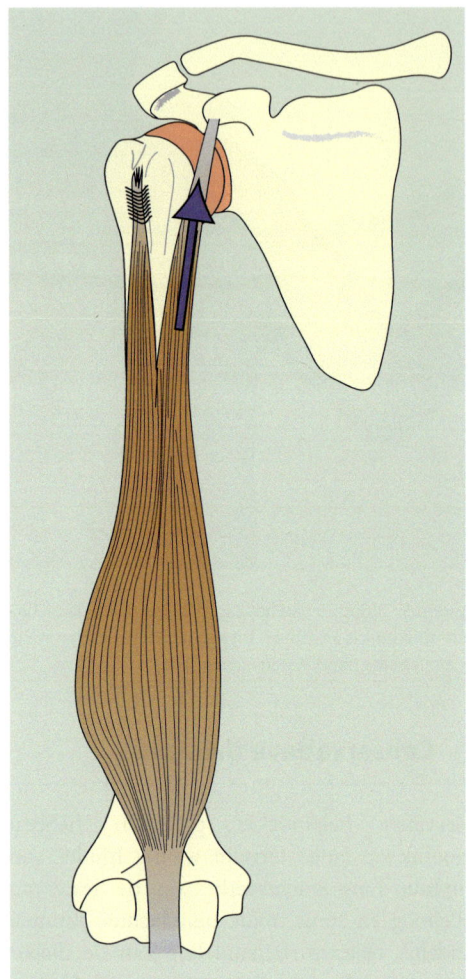

Figuur 6.6 Na een ruptuur van de lange kop wordt bij contractie van de m. biceps brachii de bovenarm naar craniaal getrokken door de nog staande korte kop (paarse pijl)

rotatorcuffdegeneratie. De tendinose kan een oorzaak zijn van een impingementsyndroom (▶H. 2).
- Tendinitis. Bij irritatie of letsel van de pees, bijvoorbeeld door (micro)traumata, kan gemakkelijk pijn door een inflammatoire reactie ontstaan.
- Tenosynovitis. Het caput longum wordt omgeven door een synoviale peesschede. Irritatie leidt tot zwelling van de peesschede. Door de nauwe ruimte in de bicipitale groeve veroorzaakt dit relatief snel pijn. Ook kan een

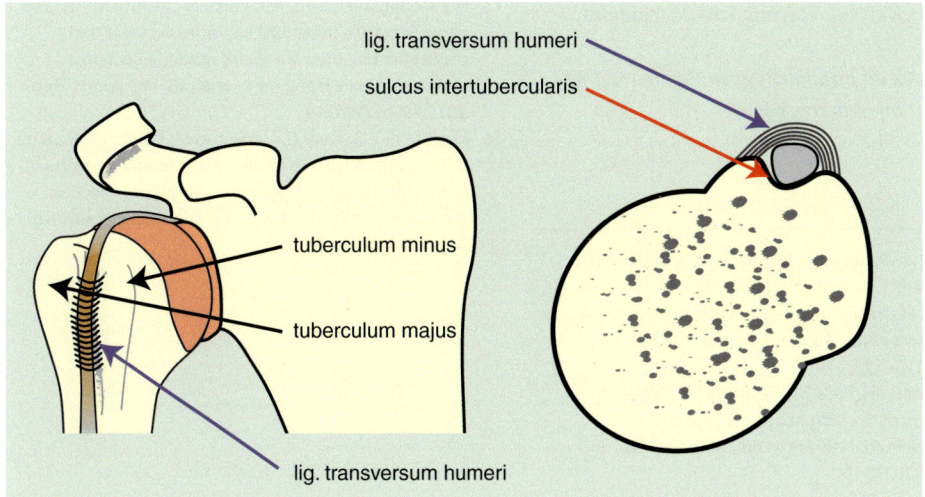

Figuur 6.7 Het caput longum in de bicipitale groeve, overspannen door het ligamentum transversum humeri. Links: vooraanzicht. Rechts: transversale doorsnede

tenosynovitis samengaan met een artritis van het glenohumerale gewricht. De peesschede is immers nauw verbonden met het gewrichtskapsel van de schouder. Het binnenste van de peesschede kan in zekere zin beschouwd worden als een voortzetting van de gewrichtsholte [14]. In geval van een tenosynovitis kan men overwegen een echogeleide corticosteroidinjectie te plaatsen in de peesschede, maar niet in de pees zelf. Een 'blinde' injectie is niet betrouwbaar: meestal wordt dan de peesschede gemist of wordt de pees geraakt [15, 16].

- Luxatie (fig. 1.16) en subluxatie uit de sulcus intertubercularis (bicipitale groeve). De diepte van de sulcus kan individueel verschillen. Een ondiepe groeve geeft meer risico op luxatie van de pees. Luxatie gaat samen met het afscheuren van het ligament dat de sulcus overspant, het ligamentum transversum humeri (fig. 6.7). Soms kan de patiënt luxatie zelf provoceren door de arm te abduceren en te roteren. Hiermee kan een klikkend gevoel of knappend geluid worden opgewekt.
- SLAP-laesie (▶ par. 6.2.1 en fig. 6.4). Een SLAP-laesie is conservatief moeilijk behandelbaar en wordt vaak artroscopisch behandeld. Een van de operatieve behandelmogelijkheden is de tenotomie, waarbij de pees wordt doorgesneden en er dus een ruptuur wordt gecreëerd. Een geruptureerde pees veroorzaakt meestal minder klachten dan een SLAP-laesie. Andere mogelijkheden: een tenodese, waarbij de pees wordt losgemaakt van het labrum en vastgemaakt op de proximale humerus ter hoogte van de sulcus. Tegenwoordig wordt de lange kop ook wel losgehaald en vastgemaakt aan de korte kop zodat er meer effectieve spierkracht overblijft.

De hier genoemde aandoeningen komen vaak voor in combinatie met andere schouderaandoeningen zoals glenohumerale instabiliteit, rotatorcuffpathologie, impingementsyndroom en glenohumerale artritis. Een geïsoleerd probleem van de lange kop van de biceps brachii is vrij zeldzaam.

6.7 Nadere informatie

Nadere informatie en meer casuïstiek zijn te vinden in eerdere uitgaven van Orthopedische casuïstiek:

- *Oefenprogramma's voor schouderaandoeningen*, ▶H. 10.
- *Onderzoek en behandeling van sportblessures van de schouder*, ▶H. 6.

- *Onderzoek en behandeling van de schouder,* ►H. 6.
- *Onderzoek en behandeling van het bewegingsapparaat bij ouderen,* ►H. 1.

Literatuur

1. Habermeyer P, Magosch P, Pritsch M, Scheibel MT, Lichtenberg S. Anterosuperior impingement of the shoulder as a result of pulley lesions: a prospective arthroscopic study. J Shoulder Elbow Surg. 2004;13(1):5–12.
2. Pal GP, Bhatt RH, Patel VS. Relationship between the tendon of the long head of biceps brachii and the glenoidal labrum in humans. Anat Rec. 1991;229(2):278–80.
3. Vangsness CT Jr, Jorgenson SS, Watson T, Johnson DL. The origin of the long head of the biceps from the scapula and glenoid labrum. An anatomical study of 100 shoulders. J Bone Joint Surg Br. 1994;76(6):951–4.
4. Ghalayini SR, Board TN, Srinivasan MS. Anatomic variations in the long head of biceps: contribution to shoulder dysfunction. Arthroscopy. 2007;23(9):1012–8.
5. Snyder SJ, Karzel RP, Del Pizzo W, Ferkel RD, Friedman MJ. SLAP lesions of the shoulder. Arthroscopy. 1990;6(4):274–9.
6. Soto-Hall R, Stroot JH. Treatment of ruptures of the long head of the biceps brachii. Am journ orthoped. 1960;2:192–3.
7. Kapandji JA. Physiologie articulaire I. Membre supérieur. 5th ed. Paris: Maloine; 1980. pag. 36–7.
8. Pagnani MJ, Deng XH, Warren RF, Torzilli PA, O'Brien SJ. Role of the long head of the biceps brachii in glenohumeral stability: a biomechanical study in cadavera. J Shoulder Elbow Surg. 1996;5(4):255–62.
9. Rockwood CA, Matsen FA. The shoulder. Philadelphia: W.B Saunders Company; 1998. p. 261.
10. Van Laarhoven CJHM, Van der Werken C. Bicepspeesrupturen. Ned Tijdschrift Geneesk. 1990;134(21):1048–50.
11. Waugh RL, Hathcock TA, Elliott JL. Ruptures of muscles and tendons: with particular reference to rupture (of elongation of long tendon) of biceps brachii with report of 50 cases. Surgery. 1949;25:370.
12. Sturzenegger M, Béguin D, Grünig B, Jacob RP. Muscular strength after rupture of the long head of the biceps. Arch Orthop Trauma Surg. 1986;105:18–23.
13. Phillips BB, Canale ST, Sisk TD, Stralka SW, Wyatt KP. Ruptures of the proximal biceps tendon in middle-aged patients. Orthop Rev. 1993;22(3):349–53.
14. Gofeld M, Hurdle MF, Agur A. Biceps tendon sheath injection: an anatomical conundrum. Pain Med. 2019 Jan 1;20(1):138–42.
15. Aly AR, Rajasekaran S, Ashworth N. Ultrasound-guided shoulder girdle injections are more accurate and more effective than landmark-guided injections: a systematic review and meta-analysis. Br J Sports Med. 2015;49(16):1042–9.
16. Hashiuchi T, Sakurai G, Morimoto M, Komei T, Takakura Y, Tanaka Y. Accuracy of the biceps tendon sheath injection: ultrasound-guided or unguided injection? A randomized controlled trial. J Shoulder Elbow Surg. 2011;20(7):1069–73.

Laterale elleboogtendinose (tenniselleboog)

Koos van Nugteren

7.1 Voorbeeldcasus – 62
7.1.1 Bevindingen bij onderzoek, vier maanden na het ontstaan van de klachten – 62

7.2 Bespreking – 62
7.2.1 Etiologie – 63
7.2.2 Pathofysiologie – 63
7.2.3 Diagnose en differentiaaldiagnostiek – 63
7.2.4 Beeldvorming – 64

7.3 Conservatieve therapie – 64
7.3.1 Andere conservatieve therapievormen – 64
7.3.2 Corticosteroïdinjecties – 65

7.4 Operatieve therapie – 65

7.5 Nadere informatie – 65

Literatuur – 65

© Bohn Stafleu van Loghum is een imprint van Springer Media B.V., onderdeel van Springer Nature 2020
K. van Nugteren en P. Joldersma (Red.), *Fysiotherapie bij peesaandoeningen*, Orthopedische casuïstiek,
https://doi.org/10.1007/978-90-368-2422-4_7

7.1 Voorbeeldcasus

Een 60-jarige man, werkzaam op het ministerie, besloot minder te gaan werken en meer tijd te gaan besteden aan tuinieren. Hij huurde een volkstuin en was daar een paar dagen in de week bezig met spitten, onkruid wieden, snoeien en dergelijke. Na enkele maanden kreeg hij geleidelijk pijn aan de laterale zijde van de rechterelleboog. De pijn nam in de loop van de daaropvolgende maanden toe en straalde vervolgens ook uit naar de onderarm. Vooral het snoeien van struiken provoceerde pijn, maar hij voelde de pijn ook bij het hanteren van tuingereedschap zoals een spa, hark of schoffel. Verder merkte hij dat vooral het bovenhands pakken van zware voorwerpen pijn deed. Hij besluit een fysiotherapeut te raadplegen.

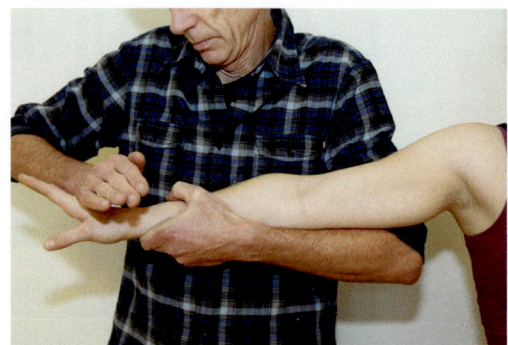

Figuur 7.1 Dorsaalflexie van de hand tegen weerstand provoceert de meeste pijn bij een laterale elleboogtendinose

7.1.1 Bevindingen bij onderzoek, vier maanden na het ontstaan van de klachten

- In rust is er geen sprake van pijn. Er zijn ook geen tintelingen.
- Inspectie: geen bijzonderheden.
- Algemene palpatie: de rechterelleboog is niet warmer dan die aan de klachtvrije linkerzijde.
- Passieve bewegingen van de elleboog: geen bijzonderheden.
- Valgus- en varusstress-tests zijn negatief.
- Weerstandstests van de elleboog: geen bijzonderheden.
- Weerstand tegen dorsaalflexie van de hand: zeer pijnlijk (fig. 7.1).
- Weerstand tegen palmairflexie van de hand: geen pijn.
- Weerstand tegen radiaalabductie: lichte tot matige pijn.
- Weerstand tegen ulnairabductie: licht gevoelig.
- Weerstand tegen supinatie: licht gevoelig.
- Weerstand tegen pronatie: geen bijzonderheden.
- Knijpen provoceert pijn.
- Palpatie: er is forse drukpijn op en iets distaal van de laterale elleboogepicondyl.

7.2 Bespreking

Voorgaand verhaal en onderzoek tonen het klassieke beeld van een laterale elleboogtendinose ofwel een tenniselleboog. In de meeste boeken wordt voor deze aandoening de term epicondylitis lateralis humeri gebruikt. Aangezien de klassieke tenniselleboog geen ontsteking is van de laterale elleboogepicondyl maar een degeneratie van een of meer pezen, wordt in dit hoofdstuk de term laterale elleboogtendinose gehanteerd. Dit is meer in overeenstemming is met het fysiologische beeld. Andere termen zijn: epicondylosis lateralis humeri, extensor tendinitis, extensor tendinopathie, laterale epicondylalgia en laterale elleboogtendinopathie.

> **Tenniselleboog en tennis**
>
> Hoewel de term tenniselleboog suggereert dat de aandoening vooral bij tennissers voorkomt, blijkt dat ongeveer 95 % van de tenniselleboogen gezien wordt bij niet-tennissers. Wel lopen tennissers een zeer verhoogd risico. Dat geldt vooral voor de recreatieve sporters. Ongeveer de helft van de recreatieve tennissers krijgt wel eens te maken met een tenniselleboog, terwijl dit onder de toptennissers circa 13 % is [1].

7.2 · Bespreking

7.2.1 Etiologie

Laterale elleboogtendinose ontstaat meestal bij mensen die frequent repeterende polsbewegingen moeten uitvoeren waarbij de m. extensor carpi radialis aanspant. De voorkeursleeftijd voor de aandoening is 30–60 jaar, de leeftijd waarop veel mensen beroepsmatig (toetsenbord/muisgebruik) of tijdens racketsport hun hand of handen veelvuldig moeten gebruiken. Men vermoedt dat na miniletsels binnen de pees het regeneratiemechanisme is verstoord waardoor er een chronisch probleem ontstaat.

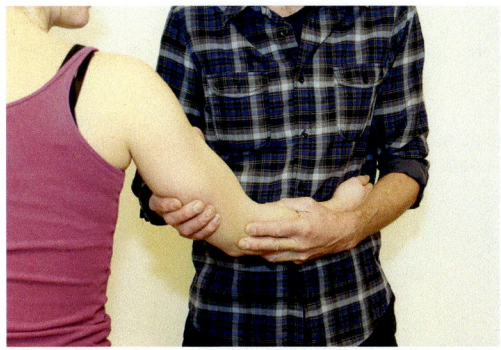

Figuur 7.2 De varusstresstest: de onderzoeker geeft varusstress bij een circa 20 graden gebogen elleboog en palpeert daarbij de laterale gewrichtsspleet

7.2.2 Pathofysiologie

Een laterale elleboogtendinose is een degeneratief proces. Histologisch onderzoek van het aangedane peesweefsel toont het klassieke beeld van een tendinose (▶H. 1) zoals [2]:
- afname van de hoeveelheid collageen in de pees;
- relatief hoge concentratie van type III collageen;
- verstoorde vezelstructuur;
- toename van de matrixmoleculen en zwelling van de pees;
- meer fibroblasten dan normaal in een gezonde pees aanwezig zijn;
- neovascularisatie;
- afwezigheid van ontstekingscellen.

7.2.3 Diagnose en differentiaaldiagnostiek

Het klinisch beeld van een laterale elleboogtendinose komt overeen met de bevindingen bij het onderzoek van de patiënt uit dit hoofdstuk. Dit beeld is zeer consequent. Het probleem is echter dat enkele andere elleboogaandoeningen een vrijwel identiek beeld kunnen vertonen. In de differentiaaldiagnostiek dient men vooral ook rekening te houden met de volgende twee aandoeningen:
- Een letsel van de laterale gewrichtsband, het ligamentum collaterale laterale. Dit ligament wordt op spanning gebracht bij varuskrachten op de elleboog. Dergelijke krachten ontstaan bij het bovenhands tillen van zware voorwerpen vóór het lichaam. De varusstresstest is bij deze aandoening positief (fig. 7.2). Soms bestaat er een combinatie van een lateraal bandletsel en een laterale elleboogtendinose. Dit komt doordat frequent bovenhands tillen zowel de laterale band als de pees van de m. extensor carpi radialis brevis belast. Dit alles maakt het soms moeilijk een juiste diagnose te stellen.
- Compressie van de n. radialis. Dit is een relatief zeldzame oorzaak van pijn ter hoogte van de elleboog. De pijnsensatie komt sterk overeen met die van een laterale elleboogtendinose maar straalt vaak verder uit richting hand. Provocatie van de pijn kan eerder dan bij de tennisarm worden opgeroepen door supinatie tegen weerstand, vooral als de weerstand gedurende een minuut wordt aangehouden. Meerdere anatomische structuren kunnen de zenuw comprimeren (fig. 7.3), bijvoorbeeld:
    - fibreuze banden ter hoogte van het radiocapitellaire gewricht;
    - de rand van de m. extensor carpi radialis brevis;
    - de leash[1] van Henry;
    - de arcade van Frohse;
    - de spierbuik van de m. supinator;
    - de uitgang van de musculus supinator.

---

1 Leash = band, riem, lus.

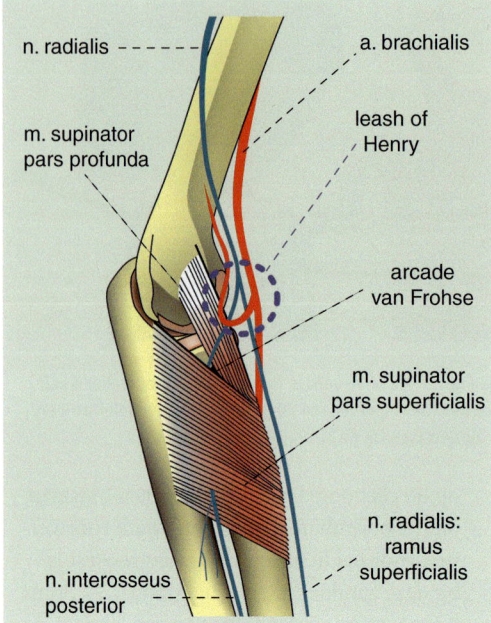

Figuur 7.3 Locaties rond de elleboog waar de n. radialis kan worden gecomprimeerd

Het diagnosticeren van een n. radialiscompressie is zeer lastig. Een EMG is niet noodzakelijk positief bij dit compressiesyndroom en een laterale elleboogtendinose kan samen voorkomen met een compressie van de zenuw. Een EMG is alleen positief wanneer er meetbare schade is aan de zenuw. Bij intermitterende compressie is dit niet altijd het geval omdat de zenuw tussendoor tijd heeft om te herstellen.[2] Behandeling is afwachtend beleid of operatieve decompressie van de zenuw.

7.2.4 Beeldvorming

De diagnose laterale elleboogtendinose wordt gesteld op grond van klinisch onderzoek. Bij twijfel kan men overwegen beeldvormend onderzoek toe te passen om andere vormen van pathologie uit te sluiten. Elleboogtendinose kan met MRI of echografie worden bevestigd. Men moet zich echter realiseren dat symptomen van tendinose, zoals een gezwollen pees, ook aanwezig kunnen zijn bij mensen zonder klachten.

7.3 Conservatieve therapie

De laterale elleboogtendinose is meestal *self limiting* en gaat dus vanzelf over. Dit kan in sommige gevallen enkele jaren duren. Afwachtend beleid is dus een van de mogelijkheden. In veel gevallen wil of kan de patiënt spontane genezing niet afwachten en wordt gekozen voor een van de vele therapievormen die worden toegepast. Geen enkele therapievorm zorgt voor snel herstel en van de meeste therapievormen is het resultaat dubieus.

De therapie die tot dusverre het best wetenschappelijk is onderbouwd, is excentrische krachttraining voor de onderarmextensoren [3, 4], in combinatie met rekoefeningen van de pols- en vingerextensoren [5, 6]. Deze oefeningen kunnen gemakkelijk thuis worden uitgevoerd. Nu en dan een evaluatiemoment bij de fysiotherapeut wordt sterk aanbevolen. Dit is nodig ter verbetering van de therapietrouw en om ervoor te zorgen dat de dosering geleidelijk wordt opgebouwd. Er zijn aanwijzingen dat zonder begeleiding het effect van de behandeling minder groot is [7]. ▶Hoofdstuk 8 beschrijft en illustreert het oefenprogramma voor de laterale elleboogtendinose.

7.3.1 Andere conservatieve therapievormen

Talloze andere conservatieve therapievormen worden toegepast voor behandeling van een laterale elleboogtendinose. De effectiviteit ervan is, volgens de grote wetenschappelijke reviews, niet aanwezig, twijfelachtig of uiterst gering. Voorbeelden hiervan zijn diepe dwarse frictie [8], extracorporeal-shockwavetherapie [9, 10], injectie met lichaamseigen plaatjesrijk bloedplasma (PRP-injectie) [11, 12], een elleboogbrace [10], TENS [10], en lasertherapie [10].

---

2   Zie een eerder verschenen boek uit Orthopedische casuïstiek: *Onderzoek en behandeling van elleboog en onderarm*, ▶H. 5: Geleidelijk ontstane laterale elleboogpijn met uitstraling naar de onderarm, bij een 43-jarige vrouw. Roger van Riet.

NSAID's hebben weliswaar een licht pijndempend effect op korte termijn, maar het is dubieus of dit opweegt tegen de mogelijk bijwerkingen.

7.3.2 Corticosteroïdinjecties

Corticosteroïdinjecties hebben een gering pijndempend effect op de korte termijn (1 maand). Op lange termijn (3 maanden) is dit effect echter weer verdwenen [13]. Omdat het effect alleen bestaat op korte termijn en omdat injectie van corticosteroiden kan leiden tot peesrupturen, huidatrofie en spieratrofie, wordt het gebruik ervan afgeraden.

7.4 Operatieve therapie

Als conservatief beleid gefaald heeft, kan men overwegen de elleboog te opereren. Hierbij wordt het zieke tendinotische weefsel verwijderd zodat nieuw collageen kan ingroeien. Het is echter onduidelijk of een operatie beter resultaat geeft dan afwachtend beleid. Studies van goede kwaliteit ontbreken hiervoor [14, 15].

7.5 Nadere informatie

Nadere informatie en meer casuïstiek zijn te vinden in eerdere uitgaven van Orthopedische casuïstiek:
- *Onderzoek en behandeling van elleboog en onderarm*, ▶H. 2 en 5.
- *Onderzoek en behandeling van sportblessures van arm en hand*, ▶H. 6.
- *Onderzoek en behandeling van peesaandoeningen*, ▶H. 3 en 3a.

Literatuur

1. Hutson M, Speed C. Sports injuries. New York: Oxford University Press; 2011.
2. Kraushaar BS, Nirschl RP. Tendinosis of the elbow (tennis elbow). Clinical features and findings of histological, immunohistochemical, and electron microscopy studies. J Bone Joint Surg Am. 1999;81(2):259–78.
3. Cullinane FL, Boocock MG, Trevelyan FC. Is eccentric exercise an effective treatment for lateral epicondylitis? A systematic review. Clin Rehabil. 2014;28(1):3–19.
4. Raman J, MacDermid JC, Grewal R. Effectiveness of different methods of resistance exercises in lateral epicondylosis–a systematic review. J Hand Ther. 2012;25(1):5–25.
5. Solveborn SA. Radial epicondylalgia ('tennis elbow'): treatment with stretching or forearm band. A prospective study with long-term follow-up including range-of-motion measurements. Scand J Med Sci Sports. 1997;7(4):229–37.
6. Svernlöv B, Adolfsson L. Non-operative treatment regime including eccentric training for lateral humeral epicondylalgia. Scand J Med Sci Sports. 2001;11:328–34.
7. Stasinopoulos D, Stasinopoulos I, Pantelis M, Stasinopoulou K. Comparison of effects of a home exercise programme and a supervised exercise programme for the management of lateral elbow tendinopathy. Br J Sports Med. 2010;44(8):579–83.
8. Loew LM, Brosseau L, Tugwell P, Wells GA, Welch V, Shea B, Poitras S, De Angelis G, Rahman P. Deep transverse friction massage for treating lateral elbow or lateral knee tendinitis. Cochrane Database Syst Rev. 2014 Nov 8;(11).
9. Buchbinder R, Green SE, Youd JM, Assendelft WJ, Barnsley L, Smidt N. Shock wave therapy for lateral elbow pain. Cochrane Database Syst Rev. 2005 Oct 19;(4).
10. Dion S, Wong JJ, Côté P, Yu H, Sutton D, Randhawa K, Southerst D, Varatharajan S, Stern PJ, Nordin M, Chung C, D'Angelo K, Dresser J, Brown C, Menta R, Ammendolia C, Shearer HM, Stupar M, Ameis A, Mior S, Carroll LJ, Jacobs C, Taylor-Vaisey A. Are passive physical modalities effective for the management of common soft tissue injuries of the elbow?: a systematic review by the Ontario Protocol for Traffic Injury Management (OPTIMa) Collaboration. Clin J Pain. 2017;33(1):71–86.
11. Franchini M, Cruciani M, Mengoli C, Marano G, Pupella S, Veropalumbo E, Masiello F, Pati I, Vaglio S, Liumbruno GM. Efficacy of platelet-rich plasma as conservative treatment in orthopaedics: a systematic review and meta-analysis. Blood Transfus. 2018;16(6):502–13.
12. Moraes VY, Lenza M, Tamaoki MJ, Faloppa F, Belloti JC. Platelet-rich therapies for musculoskeletal soft tissue injuries. Cochrane Database Syst Rev. 2013 Dec 23;(12).
13. Claessen FMAP, Heesters BA, Chan JJ, Kachooei AR, Ring D. A meta-analysis of the effect of corticosteroid injection for enthesopathy of the extensor carpi radialis brevis origin. J Hand Surg Am. 2016;41(10):988–98.
14. Buchbinder R, Johnston RV, Barnsley L, Assendelft WJ, Bell SN, Smidt N. Surgery for lateral elbow pain. Cochrane Database Syst Rev. 2011 Mar 16;(3).
15. Bateman M, Littlewood C, Rawson B, Tambe AA. Surgery for tennis elbow: a systematic review. Shoulder Elbow. 2019;11(1):35–44.

Oefenprogramma laterale elleboogtendinose

Koos van Nugteren

8.1 Inleiding – 68

8.2 Oefenprogramma – 68

Literatuur – 68

© Bohn Stafleu van Loghum is een imprint van Springer Media B.V., onderdeel van Springer Nature 2020
K. van Nugteren en P. Joldersma (Red.), *Fysiotherapie bij peesaandoeningen*, Orthopedische casuïstiek,
https://doi.org/10.1007/978-90-368-2422-4_8

8.1 Inleiding

Het oefenprogramma voor laterale elleboogtendinose bestaat uit excentrisch uitgevoerde krachttraining van de polsextensoren, in combinatie met rekoefeningen van de pols- en vingerextensoren. In de literatuur bestaan diverse formules voor het aantal herhalingen en series van de spiercontracties. Het volgende programma is min of meer gebaseerd op beschrijvingen in verschillende publicaties [1–3].

8.2 Oefenprogramma

- De patiënt rekt de pols- en vingerextensoren gedurende 30 seconden (fig. 8.1).
- Uitgangshouding bij de excentrische krachttraining: zit op een stoel met de onderarm steundend op de leuning of op een tafel, waarbij de hand over de rand uitsteekt. De elleboog is ongeveer 45 graden gebogen en geproneerd. De patiënt houdt een dumbell in de hand.
- Startgewicht voor mannen minimaal 1 kg; voor vrouwen minimaal 0,5 kg. Als de oefening zonder pijn kan worden uitgevoerd wordt het gewicht verzwaard.
- De patiënt tilt met de gezonde hand de aangedane hand op, zodat de pols passief geëxtendeerd wordt. Daarna beweegt de patiënt de hand op eigen kracht in ongeveer 3 seconden naar beneden. Dit is de excentrische contractie (fig. 8.2).
- Er worden 4 sets van 15 herhalingen uitgevoerd.
- Tussen de sets en na afloop rekt de patiënt de pols- en vingerextensoren gedurende 30 seconden.

Het programma wordt 2 keer per dag uitgevoerd gedurende twaalf weken.

Literatuur

1. Svernlöv B, Adolfsson L. Non-operative treatment regime including eccentric training for lateral humeral epicondylalgia. Scand J Med Sci Sports. 2001;11:328–34.
2. Stasinopoulos D, Stasinopoulou K, Johnson MI. An exercise programme for the management of lateral elbow tendinopathy. Br J Sports Med. 2005;39(12):944–7.
3. Peterson M, Butler S, Eriksson M, Svärdsudd K. A randomized controlled trial of exercise versus wait-list in chronic tennis elbow (lateral epicondylosis). Ups J Med Sci. 2011;116(4):269–79.

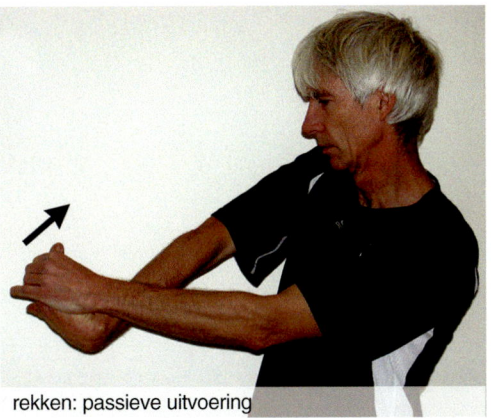 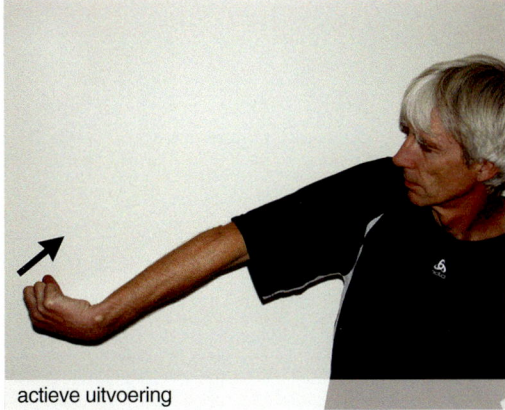

Figuur 8.1 Twee rekoefeningen voor de vinger- en polsextensoren

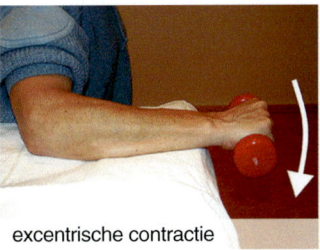 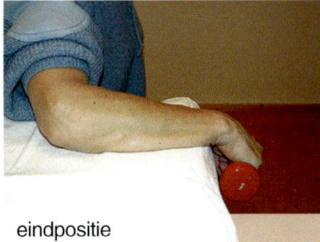 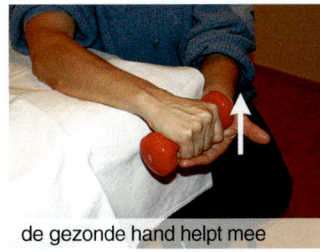

Figuur 8.2 Excentrisch uitgevoerde spierversterking met hulp van een dumbell. Nadat de patiënt de pols met halter langzaam in palmairflexie heeft laten komen, wordt de aangedane hand (met halter) opgetild door de niet-aangedane hand

Mediale elleboogtendinose (golferselleboog)

Koos van Nugteren

9.1 Voorbeeldcasus – 72
9.1.1 Bevindingen bij onderzoek van de rechterelleboog – 72
9.1.2 Interpretatie – 72

9.2 Bespreking – 72
9.2.1 Differentiaaldiagnostiek: pees, ligament of bot? – 72

9.3 Therapie – 74

9.4 Nadere informatie – 74

Literatuur – 74

© Bohn Stafleu van Loghum is een imprint van Springer Media B.V., onderdeel van Springer Nature 2020
K. van Nugteren en P. Joldersma (Red.), *Fysiotherapie bij peesaandoeningen*, Orthopedische casuïstiek,
https://doi.org/10.1007/978-90-368-2422-4_9

9.1 Voorbeeldcasus

Geleidelijk ontstond pijn aan de mediale zijde van de rechterelleboog bij een 65-jarige rechtshandige tennisser. Hij was sinds een jaar met pensioen en had besloten om vaker te gaan sporten nu hij meer tijd had. Het afgelopen jaar stond hij 3 keer per week op de tennisbaan. Toen de pijn zo erg werd, dat zijn techniek erdoor werd gehinderd, besloot hij een fysiotherapeut te raadplegen.

9.1.1 Bevindingen bij onderzoek van de rechterelleboog

- In rust heeft de patiënt geen pijn. Pijn ontstaat bij het onderhands hanteren van zware voorwerpen.
- Inspectie en algemene palpatie: er is geen zwelling waarneembaar en de elleboog is niet warmer dan die aan de heterolaterale zijde.
- De mobiliteit van de elleboog is normaal.
- Alle weerstandstests van de elleboog zijn niet pijnlijk en er is geen krachtsverlies.
- Flexie van pols en vingers tegen weerstand provoceert herkenbare pijn.
- Pronatie tegen weerstand provoceert in lichte mate pijn.
- Krachtig knijpen met de hand provoceert pijn aan de mediale zijde van de elleboog. Hierdoor is de kracht enigszins verminderd.
- Palpatie van de pezen die insereren aan de mediale elleboogepicondyl provoceert herkenbare pijn.

9.1.2 Interpretatie

Het verhaal en het functieonderzoek wijzen op een klassieke golferselleboog. Deze aandoening wordt ook wel epicondylitis medialis genoemd. De term epicondylitis is eigenlijk niet juist omdat bij een chronische golferselleboog geen inflammatoir proces optreedt. Beter kan men spreken van een epicondylose. Echter, aangezien peesweefsel is aangedaan en niet de epicondyl, is de term elleboogtendinose het meest geschikt voor deze aandoening. In geval van een golferselleboog betreft het dus een mediale elleboogtendinose.

9.2 Bespreking

De mediale elleboogtendinose komt, afgezien van de locatie, overeen met de laterale elleboogtendinose (▶ H. 7). De pezen rond de mediale epicondyl zijn echter veel minder vaak aangedaan dan die rond de laterale epicondyl [1].

De laterale elleboogtendinose wordt vaak veroorzaakt door herhaalde contracties van de polsextensoren. In geval van de *mediale* elleboogtendinose zijn het vooral frequent herhaalde contracties van pols- en vingerflexoren die de aandoening kunnen veroorzaken. Analoog aan andere degeneratieve peesaandoeningen vermoedt men ook hier dat de aandoening ontstaat door een vergeefse poging van peesweefsel zichzelf te repareren na het ontstaan van miniletsels.

De volgende sporten vormen een verhoogd risico op het krijgen van een mediale elleboogtendinose: racketsporten [2], golf, werpsporten, bowling, boogschieten, gewichtheffen. Het betreft meestal sporters die ouder zijn dan 40 jaar. Het risico op het krijgen van de aandoening en de ernst ervan nemen op hogere leeftijd duidelijk toe [3]. Vermoedelijk is dit de reden dat golfers een hoog risico lopen. Golfers zijn namelijk geneigd om op hoge leeftijd juist vaker te sporten dan op jonge leeftijd [4, 5].

Ook mensen met beroepen waarbij de pols- en vingerflexoren frequent moeten contraheren, zoals schilders en loodgieters, lopen een verhoogd risico.

9.2.1 Differentiaaldiagnostiek: pees, ligament of bot?

Aan de mediale elleboogepicondyl insereren van mediaal naar lateraal: de m. flexor carpi ulnaris, m. flexor digitorum superficialis, de m. flexor carpi radialis en de m. pronator teres (◘ fig. 9.1). Vooral

9.2 · Bespreking

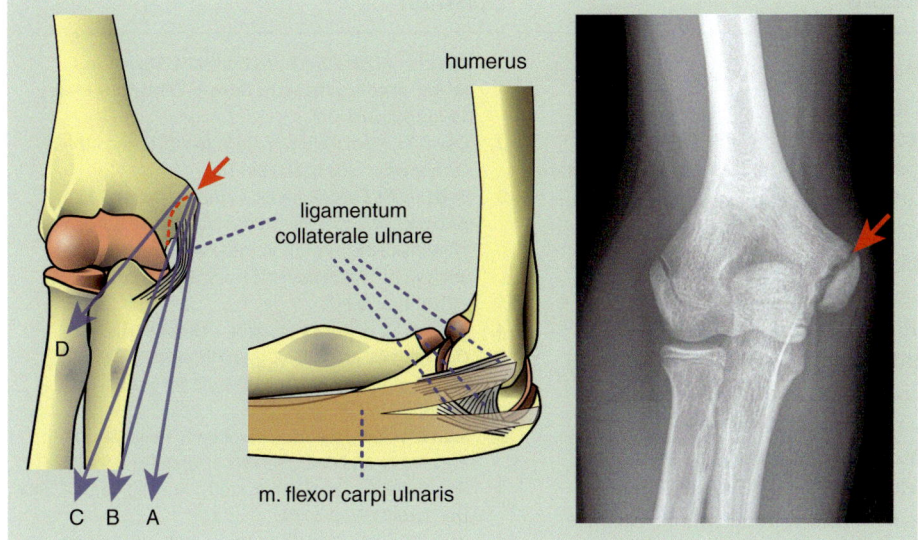

Figuur 9.1 Stabiliserende structuren aan de mediale zijde van de elleboog. A: m. flexor carpi ulnaris. B: m. flexor digitorum superficialis. C: m. flexor carpi radialis. D: m. pronator teres. Door zijn ligging ondersteunt vooral de m. flexor carpi ulnaris het ligamentum collaterale ulnare tegen valgusstress (midden). De rode stippellijn en de rode pijlen tonen de locatie van de groeischijf van de mediale epicondyl. De m. pronator teres (D) heeft zijn origo proximaal van de groeischijf

de mediaal gelegen m. flexor carpi ulnaris en de oppervlakkige vingerflexoren zijn in staat om valgusstress tegen te gaan en dus de mediale ligamenten te ondersteunen [6]. Dit is vooral nodig bij bovenhands werpen en bovenhands slaan met een racket, omdat hierbij valgusstress op de elleboog optreedt. Door extreme valgusstress kan naast mediale elleboogtendinose dus ook overbelastingsletsel van het mediale ligament ontstaan, vooral als door tendinose de musculatuur niet meer in staat is de elleboog goed te stabiliseren.

Bij tieners is de zwakste plek meestal niet de pees en niet het mediale ligament, maar de groeischijf in het bot vlakbij de plaats waar ligament en pezen aanhechten (fig. 9.1). Hierdoor ontstaat bij tieners die een bovenhandse sport beoefenen vaak inflammatie en pijn in de groeischijf van de mediale elleboogepicondyl. Er is dan sprake van een apofysitis. Rust is gewoonlijk voldoende effectief om de inflammatie te laten uitdoven. Als de tiener toch doorgaat met sporten, bestaat risico op verbreding of zelfs avulsie van de mediale elleboogepicondyl. De röntgenfoto (fig. 9.1) toont een verbreding van de groeischijf bij een 15-jarige tennisser met een apofysitis medialis. De m. pronator teres is in staat de groeischijf te ontlasten omdat deze proximaal van de groeischijf aanhecht. Versterking van deze spier wordt dan ook aanbevolen in geval van een apofysitis.

Differentiaaldiagnostisch dient men bij mediale elleboogpijn dus rekening te houden met de volgende aandoeningen:
- Mediale elleboogtendinose.
- Ligamentletsel van de mediale gewrichtsband (ligamentum collaterale ulnare).
- Bij tieners die een bovenhandse sport beoefenen: apofysitis of avulsiefractuur van de mediale epicondyl. Dit wordt ook wel een *little league elbow* genoemd.

Als sprake is van neurologische verschijnselen en als de pijn zich vooral aan de achterzijde van de mediale epicondyl bevindt, kan men differentiaaldiagnostisch denken aan een compressie van de n. ulnaris, bijvoorbeeld ten gevolge van een cubitaletunnelsyndroom.

9.3 Therapie

De behandeling van een mediale elleboogtendinose bestaat uit:
- Het achterwege laten of verminderen van frequent repeterende contracties. Denk hierbij aan:
  - techniekverbetering als er sprake is van techniekfouten tijdens het sporten;
  - tijdelijk minder langdurig sporten;
  - tijdelijk minder frequent sporten.
- Goed gedoseerde (al of niet excentrisch uitgevoerde) krachttraining van de pols- en vingerflexoren. Dit wordt gecombineerd met rekkingsoefeningen van de vinger- en polsflexoren. Nota bene: er is nog weinig onderzoek gedaan naar de effectiviteit van excentrische krachttraining voor de mediale elleboogtendinose. Dit in tegenstelling tot de laterale elleboogtendinose, waarnaar juist vrij veel onderzoek is gedaan. Aangezien krachttraining bij veel andere degeneratieve peesaandoeningen helpt, ligt het voor de hand dat dit ook enig effect kan hebben op de mediale elleboogtendinose.
- Bij onvoldoende resultaat op lange termijn kan men overwegen een operatie toe te passen.

Een concreet oefenprogramma voor de behandeling van een mediale elleboogtendinose staat beschreven in ▶H. 10.

9.4 Nadere informatie

Nadere informatie over deze aandoening en de bijbehorende differentiaaldiagnostiek is te vinden in eerdere uitgaven van Orthopedische casuïstiek:
- *Onderzoek en behandeling van elleboog en onderarm,* ▶H. 1, 2, 6, 6a.
- *Onderzoek en behandeling van sportblessures van arm en hand,* ▶H. 7.

Literatuur

1. Plancher KD, Halbrecht J, Lourie GM. Medial and lateral epicondylitis in the athlete. Clin Sports Med. 1996;15(2):283–305.
2. David TS. Medial elbow pain in the throwing athlete. Orthopedics. 2003;26(1):94–103.
3. Wiggins AJ, Cancienne JM, Camp CL, Degen RM, Altchek DW, Dines JS, Werner BC. Disease burden of medial epicondylitis in the USA is increasing: an analysis of 19,856 patients from 2007 to 2014. HSS J. 2018;14(3):233–7.
4. Zouzias IC, Hendra J, Stodelle J, Limpisvasti O. Golf injuries: epidemiology, pathophysiology, and treatment. J Am Acad Orthop Surg. 2018 Feb 15;26(4):116–23.
5. Shiri R, Viikari-Juntura E, Varonen H, Heliövaara M. Prevalence and determinants of lateral and medial epicondylitis: a population study. Am J Epidemiol. 2006 Dec 1;164(11):1065–74.
6. Park MC, Ahmad CS. Dynamic contributions of the flexor-pronator mass to elbow valgus stability. J Bone Joint Surg Am. 2004;86(10):2268–74.

Oefenprogramma mediale elleboogtendinose

Koos van Nugteren

10.1 Inleiding – 76

10.2 Oefenprogramma – 76

© Bohn Stafleu van Loghum is een imprint van Springer Media B.V., onderdeel van Springer Nature 2020
K. van Nugteren en P. Joldersma (Red.), *Fysiotherapie bij peesaandoeningen*, Orthopedische casuïstiek,
https://doi.org/10.1007/978-90-368-2422-4_10

10.1 Inleiding

De volgende oefeningen kunnen worden toegepast als er sprake is van veel pijn bij een mediale elleboogtendinose. Men kan gemakkelijk de dosering aanpassen door een zwaardere of lichtere dumbell te gebruiken.

Er zijn allerlei oefenvormen mogelijk, vooral als de mate van pijn meevalt. Ook kan men excentrische krachttraining combineren met concentrische en statische krachttraining. Statische krachttraining voor de vingerflexoren is bijvoorbeeld mogelijk door gebruik te maken van een pulley of door de patiënt aan een rekstok te laten hangen.

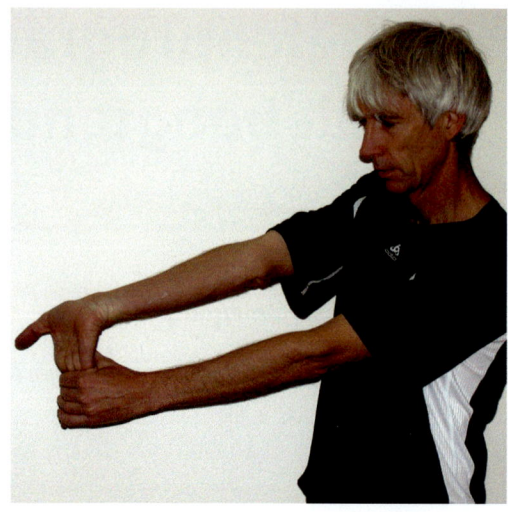

Figuur 10.1 Rekken van de pols- en vingerflexoren

10.2 Oefenprogramma

Zie fig. 10.1 en 10.2.
- De patiënt rekt de pols- en vingerflexoren gedurende 30 seconden (fig. 10.1).
- De oefening: de patiënt zit op een stoel met de onderarm steunend op de leuning of op een tafel, waarbij de hand over de rand uitsteekt. De elleboog is ongeveer 45 graden gebogen en gesupineerd. De pols is geflecteerd. De patiënt houdt een dumbell in de hand. Daarna beweegt de patiënt de hand op eigen kracht in ongeveer 3 seconden naar beneden. Dit is de excentrische contractie van de polsflexoren. Vervolgens worden de vingers op het eind van de beweging vrijwel gestrekt. Dit is de excentrische contractie van de vingerflexoren. De patiënt tilt vervolgens met de gezonde hand de aangedane hand op totdat deze zich weer in de beginpositie bevindt (fig. 10.2).
- Er worden 4 sets van 15 herhalingen uitgevoerd, 2 keer per dag.
- Tussen de sets en na afloop rekt de patiënt de pols- en vingerextensoren gedurende 30 seconden.
- Als de patiënt de oefening (vrijwel) zonder pijn kan uitvoeren, verzwaart men de oefening.
- Het volledige oefenprogramma duurt drie maanden.

Alternatieve uitvoering: de patiënt maakt gebruik van elastische banden (fig. 10.3).

10.2 · Oefenprogramma

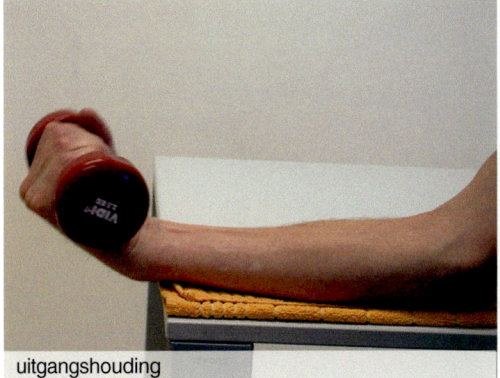
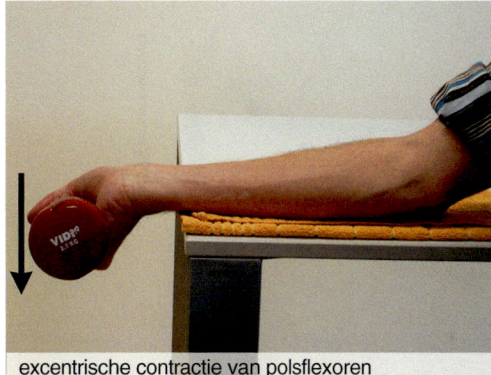
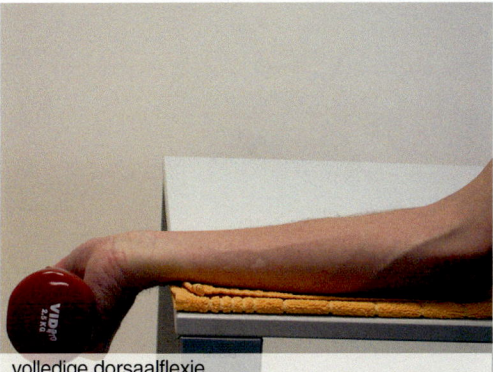
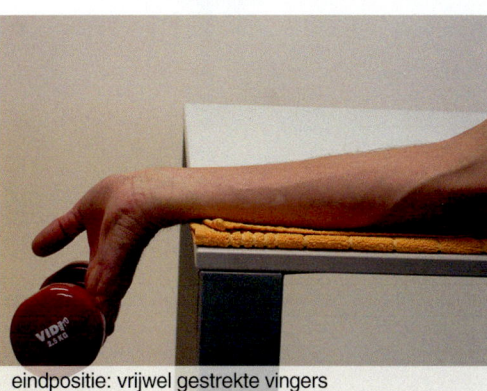
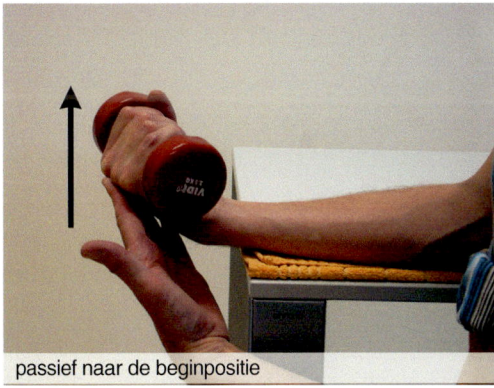

◘ **Figuur 10.2** Excentrische spierversterking van de pols- en vingerflexoren

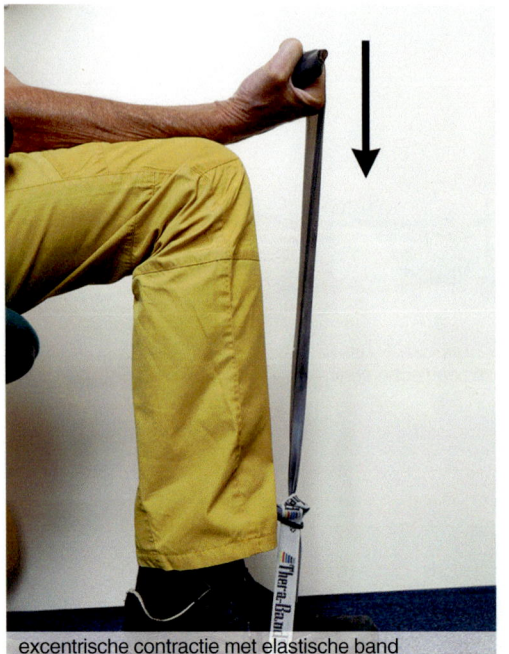 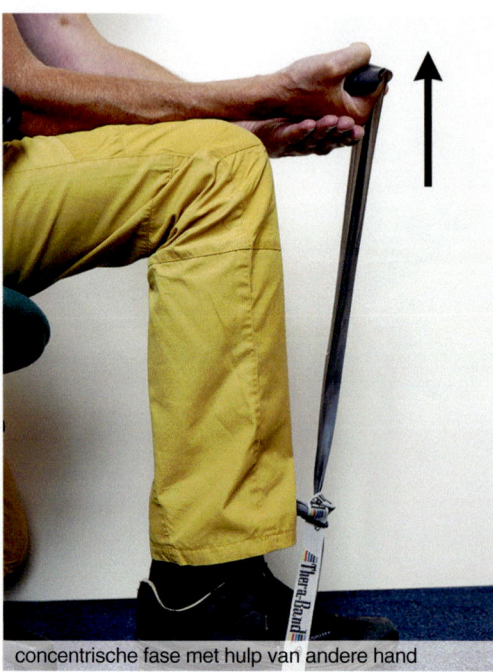

◘ **Figuur 10.3**   Excentrische spierversterking van de polsflexoren met gebruikmaking van elastische band

Syndroom van De Quervain

Patty Joldersma

11.1 Voorbeeldcasus – 80
11.1.1 Bevindingen bij onderzoek, drie weken na het begin van de klachten – 80

11.2 Bespreking – 80
11.2.1 Anatomie – 80
11.2.2 Pathofysiologie – 80
11.2.3 Predisponerende factoren – 81
11.2.4 Symptomatologie – 81

11.3 Diagnostiek – 81
11.3.1 Pijnprovocatietests – 81

11.4 Conservatieve therapie – 82
11.4.1 Relatieve rust – 82
11.4.2 Corrigeren van een verkeerde belasting – 82
11.4.3 Corticosteroïdinjectie – 83
11.4.4 Spalktherapie – 84
11.4.5 Excentrische spierversterkende oefeningen – 85
11.4.6 NSAID's – 85
11.4.7 Medical taping – 85

11.5 Operatieve therapie – 86

11.6 Oefenprogramma – 86

11.7 Nadere informatie – 86

Literatuur – 86

© Bohn Stafleu van Loghum is een imprint van Springer Media B.V., onderdeel van Springer Nature 2020
K. van Nugteren en P. Joldersma (Red.), *Fysiotherapie bij peesaandoeningen*, Orthopedische casuïstiek,
https://doi.org/10.1007/978-90-368-2422-4_11

11.1 Voorbeeldcasus

Een 31-jarige vrouw heeft sinds vier weken pijn aan de radiale zijde van haar rechterpols en onderarm. De klachten zijn geleidelijk ontstaan sinds de geboorte van haar dochtertje zes weken geleden. Ze voelde eerst alleen pijn bij het optillen en dragen van haar kind. Nu, vier weken later, treedt de pijn ook op als ze potjes opendraait, koffie inschenkt en zelfs als ze lichte voorwerpen zoals een theeglas vasthoudt. Ook merkt ze dat de pijn langer aanhoudt dan voorheen, ook in rust. Sinds enkele dagen is de radiale zijde van haar pols wat gezwollen. Omdat ze haar duim nu minder krachtig kan gebruiken in het dagelijks leven, besluit ze een fysiotherapeut te raadplegen.

11.1.1 Bevindingen bij onderzoek, drie weken na het begin van de klachten

- Nauwkeurige inspectie toont een zwelling aan de dorsoradiale zijde van de rechterpols.
- Er is geen temperatuurverschil waarneembaar tussen beide polsen.
- Passieve polsbewegingen zijn niet pijnlijk.
- De weerstandstest tegen abductie van de duim provoceert herkenbare pijn.
- De weerstandstest tegen extensie van de duim provoceert herkenbare pijn.
- De test van Finkelstein is positief (fig. 11.2).
- De WHAT-test is positief (fig. 11.4).
- Palpatie: er is sprake van een zachte, diffuse en drukpijnlijke verdikking ter plaatse van de pees van de m. abductor pollicis longus (APL) en de pees van de m. extensor pollicis brevis (EPB) in het eerste extensorencompartiment ter hoogte van de processus styloideus radii (fig. 11.1).

11.2 Bespreking

Het syndroom van De Quervain, kortweg Quervain, wordt in de literatuur omschreven als een tenosynovitis of tendovaginitis van twee pezen van de duim ter hoogte van de radiale zijde van de pols [1].

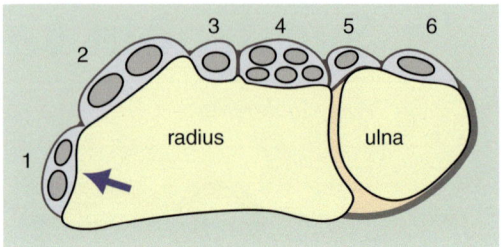

Figuur 11.1 Het retinaculum extensorum is een bandstructuur aan de dorsale zijde van de pols. Het bevat gewoonlijk zes compartimenten met daarin de pezen van pols-, duim- en vingerextensoren en de pees van de m. abductor pollicis longus. De pijl toont de locatie van het eerste extensorencompartiment, waarin zich de aangedane pezen bevinden. (1) m. abductor pollicis longus en m. extensor pollicis brevis (APL en EPB). (2) m. extensor carpi radialis longus en brevis. (3) m. extensor pollicis longus. (4) m. extensor digitorum en m. extensor indicis. (5) m extensor digiti minimi. (6) m. extensor carpi ulnaris

11.2.1 Anatomie

In het eerste extensorencompartiment van de pols bevinden zich de pezen van de APL en de EPB (fig. 11.1). Dit compartiment bevindt zich ter plaatse van de processus styloideus radii en is ongeveer 1 cm lang. Aan de dorsale zijde van dit compartiment wordt het dak gevormd door het retinaculum extensorum, waarmee de pezen tegen het bot worden gehouden. Op dit niveau heeft de peesschede een synoviale bekleding, die ervoor zorgt dat de pezen zonder veel weerstand door dit kleine tunneltje kunnen bewegen [2].

11.2.2 Pathofysiologie

Pijnklachten kunnen ontstaan als de twee duimpezen tijdens het bewegen van de duim met hun peesscheden herhaaldelijk door het compartiment op deze plaats 'schuiven' [2].

De termen tenosynovitis en tendovaginitis suggereren dat er sprake is van een 'itis'-beeld, wat wijst op een ontstekingsproces. In de beginfase van de aandoening is dit ook vaak het geval. Bij histologisch onderzoek van het pees(schede)weefsel worden echter in de *chronische fase* van de aandoening geen inflammatoire cellen meer gevonden

[3, 4]. Behalve zwelling vindt men bij echografisch onderzoek ook tekenen van neovascularisatie (ingroei van bloedvaatjes met daarin vrije zenuwuiteinden) binnen de pezen van de APL en EPB en in de collageenvezels van het retinaculum extensorum [4, 5]. Het ziet ernaar uit dat de aandoening in de *chronische fase* eerder berust op een degeneratief proces waarbij sprake is van fibrosering en dus verdikking van de peesscheden en het retinaculum [4]. Dit zorgt voor een relatief nauwere tunnel, waardoor de glijfunctie van de pezen vermindert [6].

11.2.3 Predisponerende factoren

De exacte oorzaak van Quervain is nog onbekend. Het vermoeden bestaat dat repeterende polsbewegingen met een gefixeerde duim (veelal krachtige vuistgreep) gecombineerd met ongewone polsposities (ulnair- of radiaaldeviatie) een risico vormen voor het krijgen van de aandoening [1, 2, 4]. Hierbij bevindt het MCP-gewricht van de duim zich in flexie waardoor er herhaaldelijk spanning op de EPB en APL komt te staan. Echter, overbelasting is waarschijnlijk niet de enige verklaring [2].

De aandoening wordt relatief vaak gezien bij:
- vrouwen;
- mensen met diabetes;
- reumapatiënten;
- zwangere vrouwen;
- moeders die hun pasgeboren baby veelvuldig dragen;
- mensen met cmc1-artrose;
- 'gripsporten' zoals golf, tennis, roeien, gewichtheffen, maar ook bij sporten als mountainbiken, volleybal en bowlen [2, 7];
- tandartsen, machinisten, lopendebandmedewerkers, begeleiders bij de kinderdagopvang en musici [7].

11.2.4 Symptomatologie

Een patiënt met Quervain heeft pijn aan de radiale zijde van de pols, die kan uitstralen naar proximaal in de onderarm en naar distaal in de richting van de duim. Er is een beperkte duimfunctie en vaak ook een zwelling aan de dorsoradiale zijde van de pols.

De pijn wordt geprovoceerd bij het abduceren en extenderen van de duim. Ook grijpbewegingen met een gefixeerde duim in combinatie met ulnair- en radiaaldeviatie van de pols zijn pijnlijk. Vooral wanneer voorwerpen met kracht worden vastgepakt, ervaart de patiënt pijn [1, 4]. In het dagelijks leven gebeurt dit onder andere bij potjes openen, wringen, (zware) voorwerpen oppakken en dragen, koffie-/theekan of waterkoker hanteren, een kind optillen of dragen, timmeren, pc-werk, verven en houthakken [1].

11.3 Diagnostiek

De aandoening Quervain kan gemakkelijk klinisch gediagnosticeerd worden. De bevindingen bij onderzoek zijn:
- Meestal: zwelling van het eerste extensorencompartiment (radiodorsale zijde van de pols).
- In de acute fase: temperatuurverhoging.
- Pijn bij weerstand duimextensie.
- Pijn bij weerstand duimabductie.
- Drukpijn van het eerste extensorencompartiment.
- Positieve pijnprovocatietests.

11.3.1 Pijnprovocatietests

De volgende pijnprovocatietests worden beschreven.

Test van Finkelstein

De bekendste test bij Quervain is de test van Finkelstein (fig. 11.2). Deze test wordt in de literatuur niet overal hetzelfde beschreven. Bij de test van Finkelstein brengt de patiënt de aangedane hand actief in ulnairdeviatie waarna de onderzoeker de duim van de patiënt passief in flexie brengt [8]. De test is positief als er herkenbare pijn optreedt ter hoogte van het processus styloïdeus radii. Finkelstein's test wordt door veel therapeuten verward met Eichhoff's test.

11.4 Conservatieve therapie

Conservatieve behandeling is de eerstekeustherapie voor een Quervain. De therapie bestaat uit relatieve rust, het toepassen van een corticosteroïdinjectie en/of het dragen van een spalk [1]. Ondersteunend kunnen NSAID's worden ingezet, kan een juiste polspositie in het dagelijks leven worden aangeleerd (ergonomie) en/of excentrische training worden aangeboden.

Voor welke conservatieve behandeloptie men kiest, is afhankelijk van de fase waarin een Quervainpatiënt zich bevindt. Ter plaatse van de processus styloideus radii is bij Quervain vaak een verdikking te palperen. Deze verdikking is in de acute en subacute fase zacht en diffuus, terwijl deze in de chronische fase vast en hard is, omdat er dan sprake is van fibrosering van de peesschede en het retinaculum [4]. Het is belangrijk dit onderscheid in consistentie goed te maken om het te volgen beleid te bepalen.

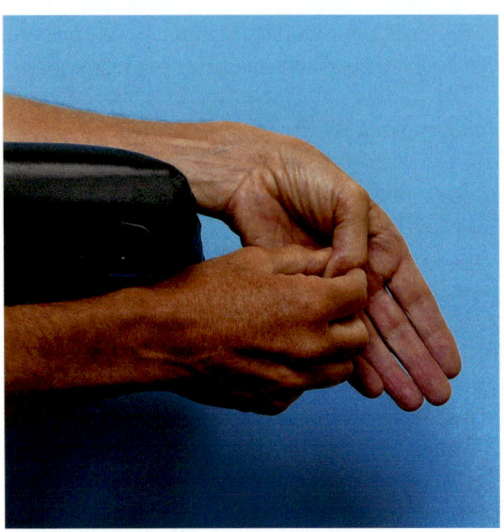

Figuur 11.2 Finkelstein's test, uitgevoerd over de rand van een tafel. De hand bevindt zich in ulnairdeviatie. De onderzoeker brengt de duim van de patiënt passief in flexie

Eichhoff's test

Bij Eichhoff's test (◘fig. 11.3) maakt de patiënt een actieve ulnairdeviatie van de pols terwijl de duim in de handpalm gefixeerd is [4]. Deze test wordt ook wel passief door de therapeut uitgevoerd [8, 9].

Omdat de Eichhoff's test ook vaak bij gezonde mensen pijnlijk is door rek op het eerste compartiment, ontstaan er veel valspositieve resultaten. In de praktijk kan men dus beter Finkelstein's test gebruiken.

WHAT-test

Een redelijk onbekende test voor het diagnosticeren van Quervain is de WHAT (wrist hyperflexion and abduction of the thumb-test (◘fig. 11.4). Met de pols in palmairflexie en de geabduceerde duim in extensie (MCP-gewricht en IP-gewricht) geeft de onderzoeker weerstand tegen abductie van de duim [9]. De test is positief bij het optreden van herkenbare pijnklachten aan de radiale zijde van de pols. Omdat dit een actieve test is, heeft de patiënt controle over de mate van pijn tijdens de test. Daarnaast worden bij deze test echt alleen de APL en EPB (het eerste compartiment dus) en geen andere pezen getest.

11.4.1 Relatieve rust

In de acute en subacute fase (eerste twee weken) van Quervain is relatieve rust voor een bepaalde tijd geïndiceerd. Dit betekent dat pijnprovocerende activiteiten in het dagelijks leven en eventueel met sporten vermeden moeten worden. Activiteiten die de EPB- en APL-pezen van de duim zwaar belasten, moeten zo min mogelijk worden uitgevoerd.

11.4.2 Corrigeren van een verkeerde belasting

Omdat het herhaaldelijk verkeerd belasten van de duim en pols kan bijdragen aan het ontstaan, in stand houden en recidiveren van Quervain is het van belang het polsgebruik van de patiënt te analyseren en indien nodig te corrigeren. Dit gebeurt zowel in de (sub)acute als chronische fase van Quervain. De patiënt wordt geleerd de pols in een neutrale, of stabiele, positie te belasten, dat

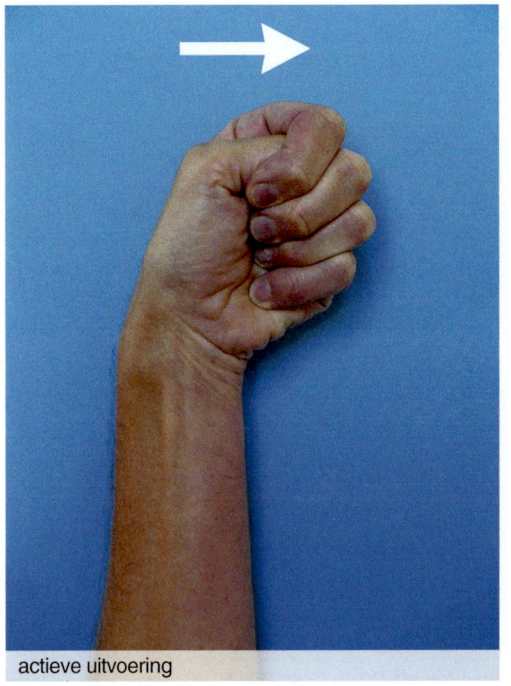
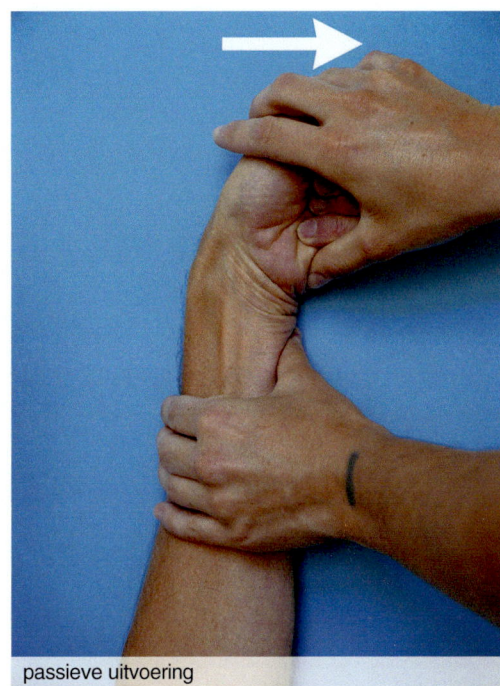

actieve uitvoering | passieve uitvoering

Figuur 11.3 Eichhoff's test

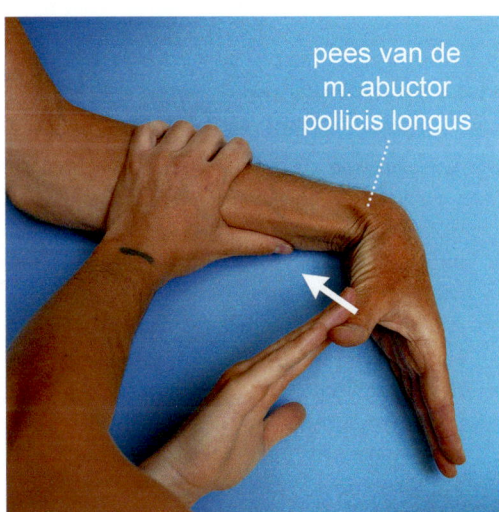

Figuur 11.4 WHAT-test: de patiënt duwt de duim in de richting van de pijl

wil zeggen 10–20 graden dorsaalflexie waarbij het verlengde van de middelvinger in één lijn ligt met het midden van de onderarm (fig. 11.5) [1, 4]. Zo wordt de kracht die tijdens belasting op de pols komt te staan het beste verdeeld. Om de juiste polspositie aan te leren kan men een lijn tekenen over hand, pols en onderarm.

11.4.3 Corticosteroïdinjectie

Bij ongeveer 80 % van de patiënten met Quervain wordt een duidelijke pijnvermindering gezien na een corticosteroïdinjectie [1]. Een injectie is vooral effectief in de eerste zes weken tot maximaal drie maanden [4]. Een injectie is in de eerste drie maanden meestal effectiever dan spalktherapie. Daarom wordt hier de voorkeur aangegeven, tenzij een patiënt dit liever niet wil. Soms wordt afgezien van een injectie omdat er contra-indicaties bestaan voor het gebruik van corticosteroïden.

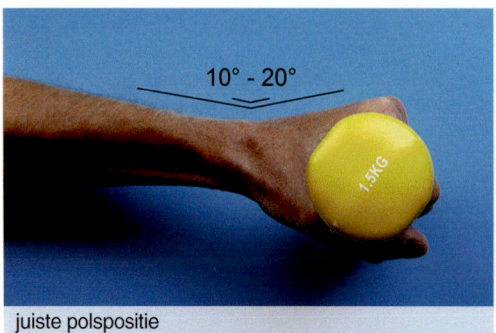
juiste polspositie

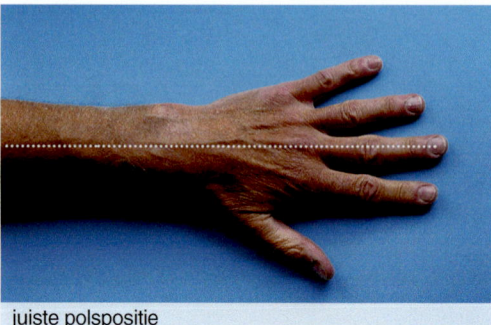
juiste polspositie

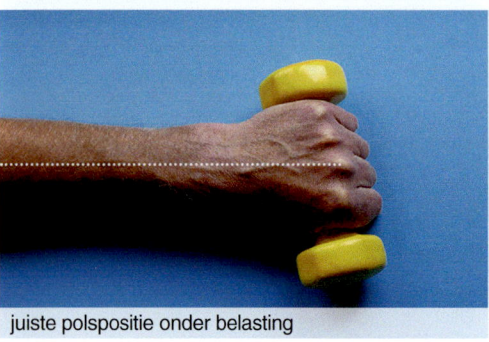
juiste polspositie onder belasting

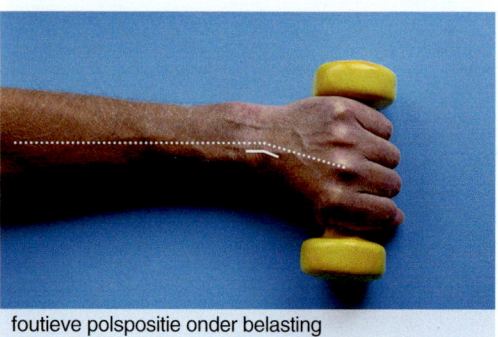
foutieve polspositie onder belasting

Figuur 11.5 De patiënt wordt geleerd de pols in een neutrale, stabiele positie te belasten, dat wil zeggen 10–20 graden dorsaalflexie waarbij het verlengde van de middelvinger in één lijn ligt met het midden van de onderarm

Een slechte reactie op een corticosteroïdinjectie is meestal te wijten aan het niet goed injecteren in het compartiment van de EPB, of als er een extra tussenschot in het compartiment bestaat tussen de APL- en EPB-pees, waardoor ze gescheiden van elkaar liggen [1, 2]. Deze anatomische variant komt voor in circa 40 % van de handen [2]. Het liefst wordt het corticosteroïd onder geleide van een echo in het EPB-compartiment gespoten. Dit leidt tot een grotere pijnafname [4].

Na de injectie neemt de patiënt enkele dagen tot drie weken gedoseerde rust en draagt hij 50 % van de dag een spalk. Verder worden peesglijoefeningen van de APL en EPB uitgevoerd. Frequentie van de oefeningen: Vijf keer per dag: 2 series van tien herhalingen (▶H. 12) [4].

11.4.4 Spalktherapie

Bij klachten van Quervain wordt spalktherapie aanbevolen in de volgende gevallen:
- In de acute en subacute fase van de aandoening als de patiënt geen corticosteroïdinjecties wil of als deze gecontra-indiceerd zijn.
- Als corticosteroïdinjecties geen resultaat hebben gehad.
- In de chronische fase van de aandoening.
- Spalktherapie wordt vaak aanbevolen in aanloop naar een operatie om de pijnklachten beter te kunnen verdragen.

De spalk die geadviseerd wordt, is de duimspica waarbij de pols in lichte dorsaalflexie, lichte radiaaldeviatie en de duim in lichte flexie worden geïmmobiliseerd (fig. 11.6). Het IP-gewricht blijft vrij zodat de pincetgreep mogelijk is en

11.4 · Conservatieve therapie

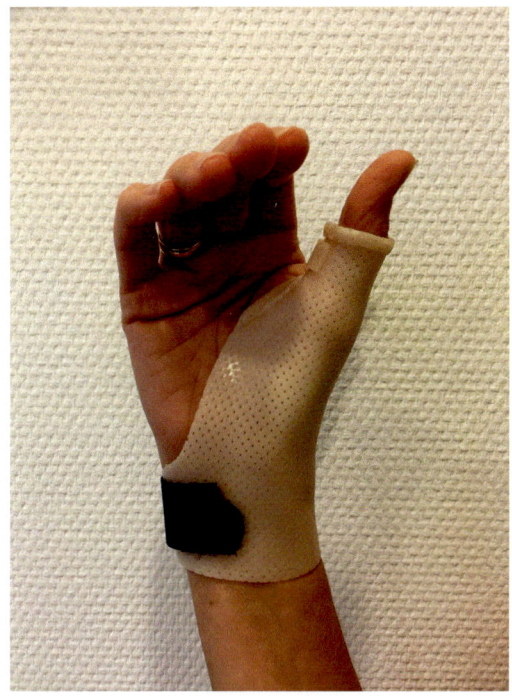

Figuur 11.6 De spalk die geadviseerd wordt, is de duimspica waarbij de pols in lichte dorsaalflexie, lichte radiaaldeviatie en de duim in lichte flexie worden geïmmobiliseerd. Het IP-gewricht blijft vrij

voorwerpen vastgehouden kunnen worden. De spalk wordt gemaakt van thermoplast.

Met een spalk krijgen de pezen van de EPB en APL rust, waardoor een eventuele zwelling in het eerste compartiment afneemt en de pijn zal verminderen [4].

Er bestaat geen eenduidigheid in de literatuur over wanneer en hoe lang de spalk gedragen dient te worden. Dit varieert van twee tot zes weken en van continu (dag en nacht) spalkgebruik tot het alleen dragen van de spalk bij fysiek belastende activiteiten. Uiteraard hangt het spalkgebruik voor een groot deel af van de ernst van de klachten. Bij weinig pijn kan de spalk alleen gedragen worden bij fysiek zwaardere activiteiten. Als de patiënt veel pijn in de ochtend heeft, kan geadviseerd worden de spalk 's nachts te dragen. Als de patiënt ook in rust pijn heeft, wordt de spalk voor een bepaalde tijd continu gedragen.

Als de spalk de gehele dag gedragen wordt, is het verstandig deze in ieder geval vijf keer per dag af te doen om peesglij-oefeningen van EPB en APL (2 keer 10 herhalingen) te doen (▶H. 12). Dit om verklevingen van de pezen met hun omgeving te voorkomen en de voeding van de pezen optimaal te houden [4].

11.4.5 Excentrische spierversterkende oefeningen

Omdat bij een langer bestaande Quervain tekenen van peesdegeneratie zijn aangetoond, ligt het voor de hand om excentrische krachttraining in de conservatieve therapie te betrekken. Een aantal kleinere studies naar de effecten van excentrische training bij Quervain geven hoopgevende resultaten [10].

Aanbevolen wordt om excentrische training toe te passen in de chronische fase van de aandoening als corticosteroïdinjecties en spalktherapie beide onvoldoende geholpen hebben.

Door excentrische training wordt gezwollen gedegenereerd peesweefsel gezonder, slanker en beter belastbaar. Daarnaast kan excentrisch trainen ervoor zorgen dat de neovascularisatie verdwijnt die ten grondslag ligt aan de pijn bij degeneratieve peesklachten.

11.4.6 NSAID's

NSAID's kunnen als anti-inflammatoire medicatie gebruikt worden bij milde klachten van Quervain. Bij forse klachten is het effect meestal gering.

11.4.7 Medical taping

Vaak wordt bij een Quervain een tape aangelegd. Gewoonlijk gebeurt dit van insertie naar origo over de APL/EPB. Of er wordt een tapestrook aangelegd over het verloop van het retinaculum extensorum. Er bestaat echter geen wetenschappelijke onderbouwing voor deze behandelvorm.

11.5 Operatieve therapie

Als conservatieve therapie faalt, kan gekozen worden voor een operatieve release van het eerste extensorcompartiment (klieven van het overliggende retinaculum extensorum), waardoor de pezen van de APL en EPB weer ruimte krijgen en kunnen herstellen. Gezwollen weefsel kan tijdens de operatie worden weggenomen. Het is een kleine ingreep die meestal effectief is [2]. Het moment waarop operatieve behandeling bij Quervain het beste kan plaatsvinden, varieert in de literatuur van vier tot zes maanden [4].

11.6 Oefenprogramma

Twee oefenprogramma's die gebruikt worden in de behandeling van Quervain worden beschreven en geïllustreerd in ▶H. 12.

11.7 Nadere informatie

Nadere informatie en uitgebreidere casuïstiek over deze aandoening zijn te vinden in een eerdere uitgave van Orthopedische casuïstiek:
– *Onderzoek en behandeling van middenhand en vingers*, ▶H. 3 en 3a.

Literatuur

1. Goel R, Abzug JM. De Quervain's tenosynovitis: a review of the rehabilitative options. Hand (NY). 2015;10(1):1–5.
2. Schreuders TAR. Morbus de Quervain; tendinitis van de strekkers van de duim (EPB en APL). 2009:1–4.
3. Clarke MT, Lyall HA, Grant JW, Matthewson MH. The histopathology of De Quervain's disease. J Hand Surg Br. 1998;23(6):732–4.
4. Veenker E. Richtlijnen behandeling m. de Quervain. 2016. Publicatie van het Zeeuws Hand en Pols Centrum.
5. Knobloch K, Gohritz A, Spies M, Vogt PM. Neovascularisation in De Quervain's disease of the wrist: novel combined therapy using sclerosing therapy with polidocanol and eccentric training of the forearms and wrists-a pilot report. Knee Surg Sports Traumatol Arthrosc. 2008;16(8):803–5.
6. Papa JA. Conservative management of De Quervain's stenosing tenosynovitis: a case report. J Can Chiropr Assoc. 2012;56(2):112–20.
7. Howell ER. Conservative care of De Quervain's tenosynovitis/tendinopathy in a warehouse worker and recreational cyclist: a case report. J Can Chiropr Assoc. 2012;56(2):121–7.
8. Wu F, Rajpura A, Sandher D. Finkelstein's test is superior to Eichhoff's test in the investigation of de Quervain's disease. J Hand Microsurg. 2018;10(2):116–8.
9. Goubau JF, Goubau L, Van Tongel A, Van Hoonacker P, Kerckhove D, Berghs B. The wrist hyperflexion and abduction of the thumb (WHAT) test: a more specific and sensitive test to diagnose de Quervain tenosynovitis than the Eichhoff's test. J Hand Surg Eur. 2014;39(3):286–92.
10. Rabin A, Israeli T, Kozol Z. Physiotherapy management of people diagnosed with de Quervain's disease: a case series. Physiother Can. 2015;67(3):263–7.

Oefenprogramma's syndroom van De Quervain

Patty Joldersma

12.1	Peesglij-oefeningen – 88	
12.1.1	Ulnairdeviatie – radiaaldeviatie – 88	
12.1.2	Abductie/extensie – adductie/flexie – 88	
12.1.3	Ulnairdeviatie/adductie – radiaaldeviatie/abductie – 88	
12.1.4	Ulnairdeviatie/flexie – radiaaldeviatie/flexie – 88	
12.1.5	Ulnairdeviatie/flexie/adductie – radiaaldeviatie/dorsaalflexie/extensie/abductie – 88	
12.2	Excentrische spierversterking EPB en APL – 88	
12.2.1	Specifiek EPB – 88	
12.2.2	Specifiek APL – 92	
12.2.3	Weerstand tegen hand en duim – 92	
	Literatuur – 93	

© Bohn Stafleu van Loghum is een imprint van Springer Media B.V., onderdeel van Springer Nature 2020
K. van Nugteren en P. Joldersma (Red.), *Fysiotherapie bij peesaandoeningen*, Orthopedische casuïstiek,
https://doi.org/10.1007/978-90-368-2422-4_12

12.1 Peesglij-oefeningen

Peesglij-oefeningen worden toegepast in de volgende gevallen:
- Na een injectie met corticosteroïden.
- In de periode waarin de patiënt een spalk draagt. De patiënt oefent dan 5 keer per dag zonder spalk.

Met peesglij-oefeningen kunnen de pezen goed door hun koker blijven glijden en kan de voeding van de pezen optimaal gehouden worden. Tijdens de peesglij-oefeningen mag geen pijn, alleen lichte rek, worden gevoeld. Er zijn talrijke variaties mogelijk. De volgende oefeningen dienen als voorbeeld en zijn opgebouwd in intensiteit voor de pezen van de APL en EPB. Alle peesglij-oefeningen worden met de hand in de vrije ruimte in een verticale positie uitgevoerd.
Frequentie: 5 keer per dag, 2 keer 10 herhalingen.

12.1.1 Ulnairdeviatie – radiaaldeviatie

Zie ◘ fig. 12.1.
Beweeg de pols met een ontspannen duim afwisselend naar ulnair- en radiaaldeviatie.

12.1.2 Abductie/extensie – adductie/flexie

Zie ◘ fig. 12.2.
Beweeg met gestrekte vingers de duim afwisselend naar abductie/extensie en naar adductie/flexie.

12.1.3 Ulnairdeviatie/adductie – radiaaldeviatie/abductie

Zie ◘ fig. 12.3.
Beweeg de pols naar ulnairdeviatie en tegelijkertijd de duim naar binnen (adductie). Breng vervolgens de pols naar radiaaldeviatie en spreid de duim zover mogelijk (abductie). Wissel deze bewegingen af.

De oefening wordt intensiever als de pols tijdens de radiaaldeviatie ook naar dorsaalflexie wordt gebracht.

12.1.4 Ulnairdeviatie/flexie – radiaaldeviatie/flexie

Zie ◘ fig. 12.4.
Met de duim in de vuist wordt de pols afwisselend naar ulnair- en radiaaldeviatie bewogen.

12.1.5 Ulnairdeviatie/flexie/adductie – radiaaldeviatie/dorsaalflexie/extensie/abductie

Zie ◘ fig. 12.5.
Met de duim in de vuist (flexie duim) wordt de pols naar ulnairdeviatie bewogen totdat er spanning gevoeld wordt. Vervolgens wordt de pols terug naar radiaaldeviatie en dorsaalflexie bewogen en wordt de duim gestrekt van de hand af bewogen. Ook de vingers worden hierbij gestrekt. Wissel deze bewegingen af.

12.2 Excentrische spierversterking EPB en APL

Excentrische oefeningen worden toegepast in de chronische fase van de aandoening; er mag dus geen inflammatie meer in het weefsel aanwezig zijn. Talloze oefeningen zijn mogelijk [1]. Dit hoofdstuk toont excentrische oefeningen die vrij gemakkelijk door de patiënt thuis kunnen worden uitgevoerd.
Frequentie: minimaal 2 keer per dag, 3 keer 15 herhalingen. Pijn wordt geaccepteerd tot maximaal VAS 5 [2].

12.2.1 Specifiek EPB

Zie ◘ fig. 12.6.
Met de pinkmuis op tafel wordt de duim passief met de andere hand omhoog gestrekt (passieve concentrische fase) waarbij het topje van de duim licht gebogen is. Dit is de beginpositie.

12.2 · Excentrische spierversterking EPB en APL

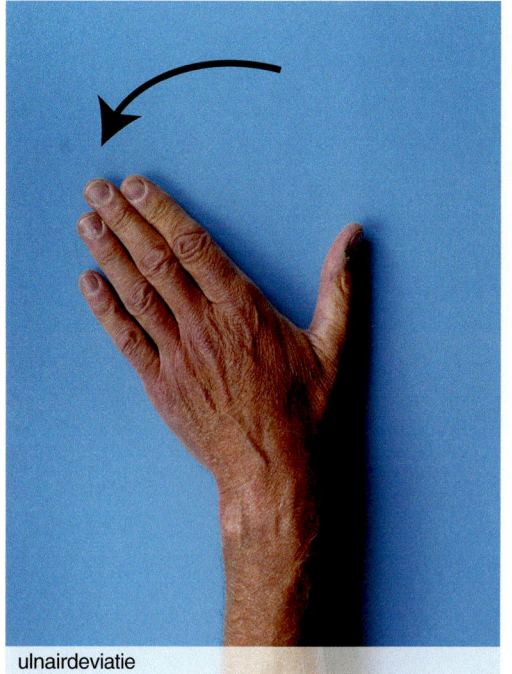
ulnairdeviatie

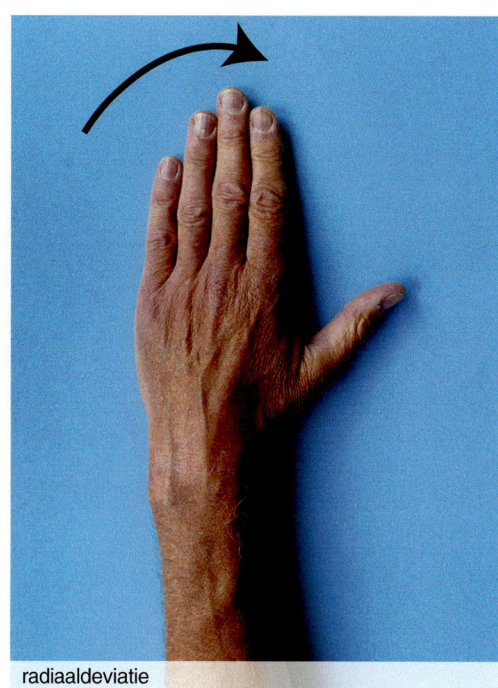
radiaaldeviatie

Figuur 12.1 Beweeg de pols afwisselend naar ulnair- en radiaaldeviatie

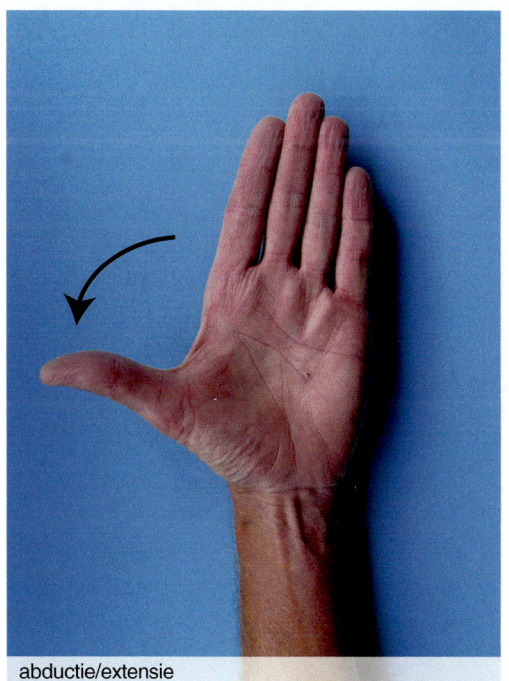
abductie/extensie

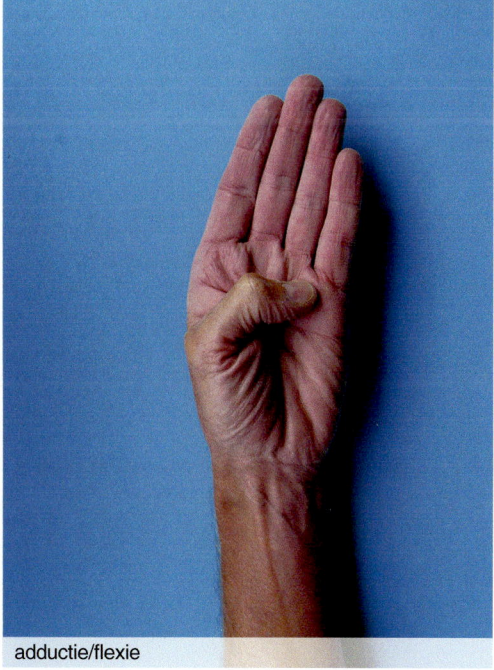
adductie/flexie

Figuur 12.2 Beweeg de duim afwisselend naar abductie/extensie en naar adductie/flexie

Hoofdstuk 12 · Oefenprogramma's syndroom van De Quervain

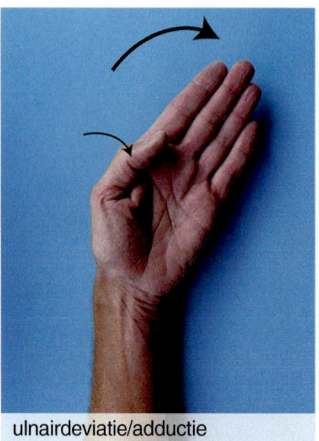
ulnairdeviatie/adductie

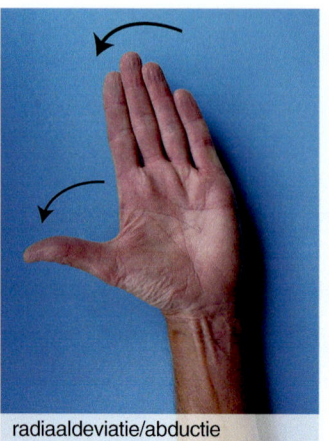
radiaaldeviatie/abductie

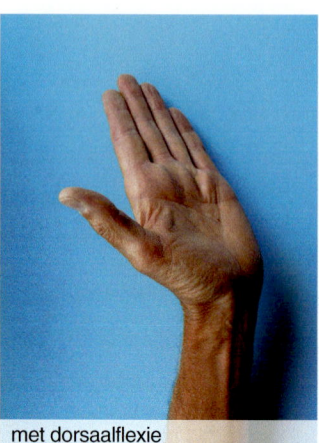
met dorsaalflexie

Figuur 12.3 Beweeg afwisselend naar ulnairdeviatie/adductie en radiaaldeviatie/abductie

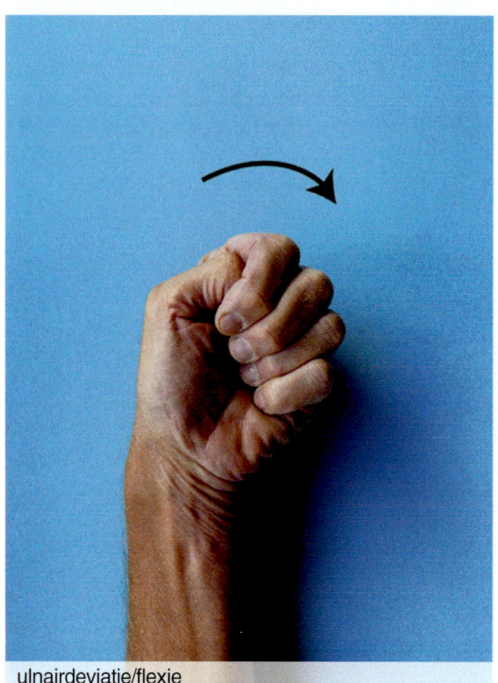
ulnairdeviatie/flexie

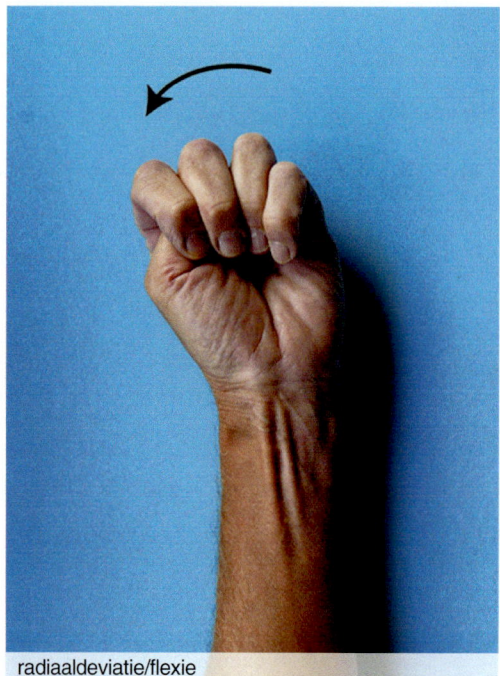
radiaaldeviatie/flexie

Figuur 12.4 Met de duim in de ontspannen vuist wordt de pols afwisselend naar ulnair- en radiaaldeviatie bewogen

12.2 · Excentrische spierversterking EPB en APL

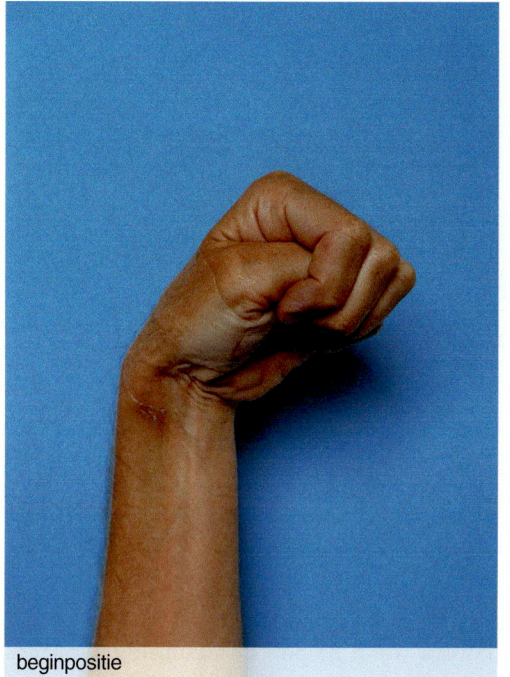
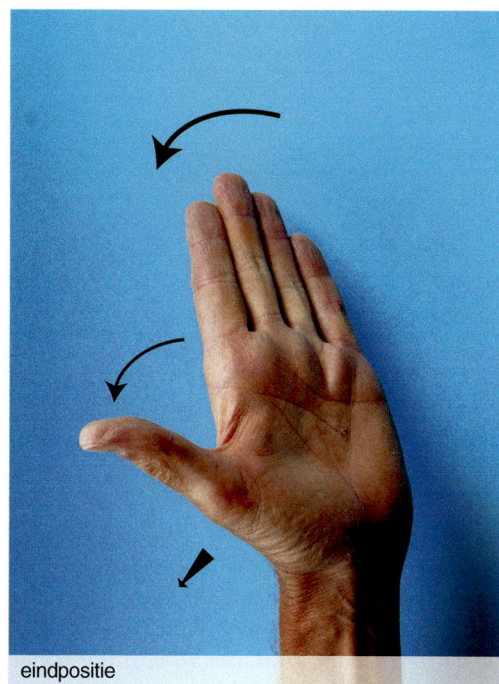

beginpositie — eindpositie

◨ **Figuur 12.5** Afwisselend wordt bewogen van ulnairdeviatie/palmairflexie met de duim in de vuist naar radiaaldeviatie/dorsaalflexie met de duim en vingers gestrekt

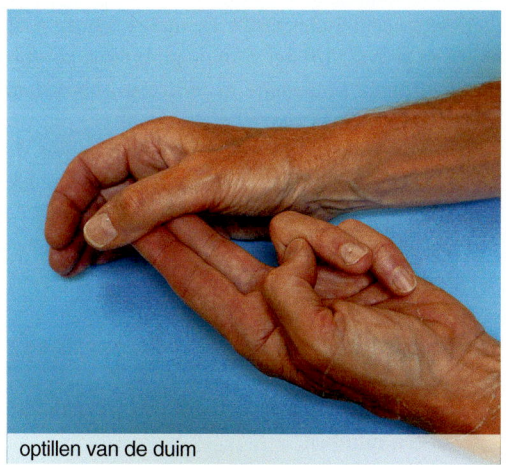
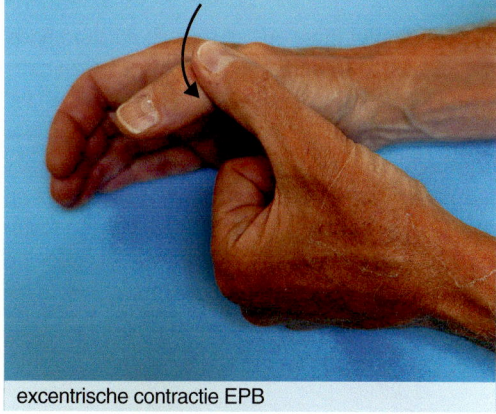

optillen van de duim — excentrische contractie EPB

◨ **Figuur 12.6** Excentrische spierversterking van de EPB

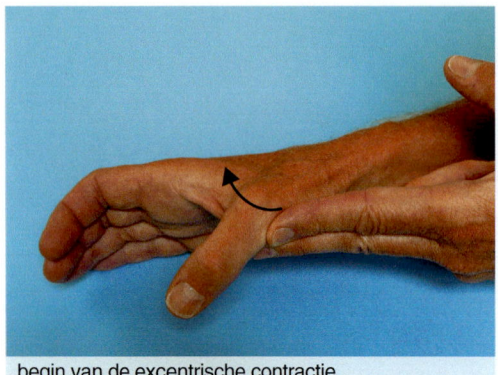 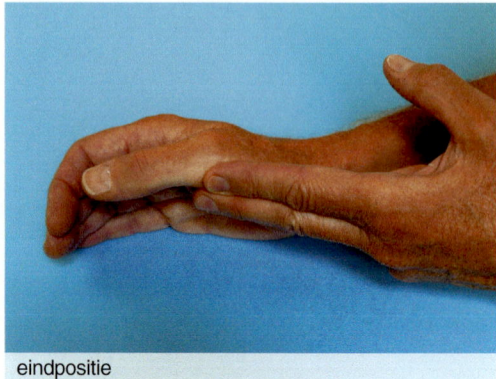

begin van de excentrische contractie   eindpositie

Figuur 12.7 Excentrische spierversterking van de APL

De duim wordt in deze positie losgelaten, dus actief in deze positie vastgehouden. Met de niet-aangedane hand wordt de aangedane duim naar beneden gedrukt via het proximale kootje. De aangedane duim duwt naar boven, maar laat de beweging naar beneden wel langzaam toe (actieve excentrische fase).

12.2.2 Specifiek APL

Zie fig. 12.7.

Met de pinkmuis op tafel wordt de duimbasis passief met de andere hand opzij gebracht (radiaalabductie). Dit is de passieve concentrische fase van de oefening. De duim wordt in deze positie losgelaten. Met de niet-aangedane hand wordt de duimbasis van de aangedane hand in de richting van de basis van de wijsvinger geduwd (adductie cmc1). De aangedane duim duwt in tegengestelde richting, maar laat de beweging richting wijsvinger wel langzaam toe (actieve excentrische fase).

12.2.3 Weerstand tegen hand en duim

Zie fig. 12.8.

Met de duim van de aangedane hand *buiten* de vuist wordt de pols in maximale radiaaldeviatie gebracht. Dit is de beginpositie. De andere hand wordt bovenop de duim gelegd. Met deze hand wordt de vuist naar beneden gedrukt. De aangedane hand geeft weerstand naar boven, maar laat de beweging naar beneden wel langzaam toe (actieve excentrische fase). De hand wordt naar beneden gedrukt tot net voor de pijngrens. Vervolgens wordt de aangedane hand actief onbelast of passief weer naar boven gebracht.

De oefening kan worden uitgevoerd met de onderarm over de rand van een tafel of op het bovenbeen.

Verzwaring van deze oefening:
- Dezelfde oefening wordt uitgevoerd met de duim in de vuist.
- De oefening wordt uitgevoerd met weerstand van een elastische band [2].
- De oefening wordt uitgevoerd met weerstand van een dumbell.

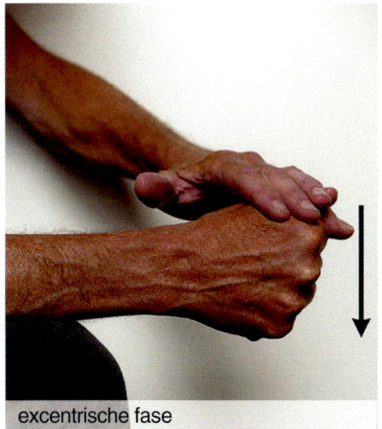
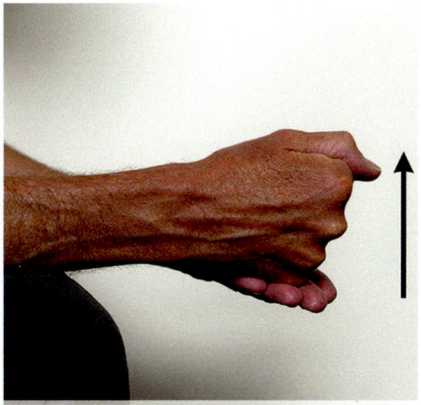
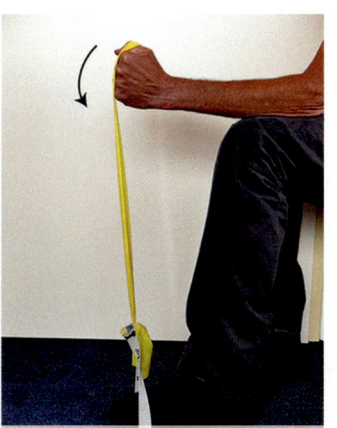
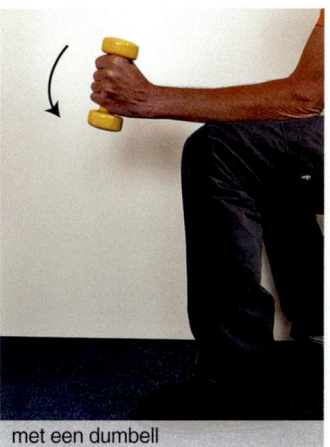
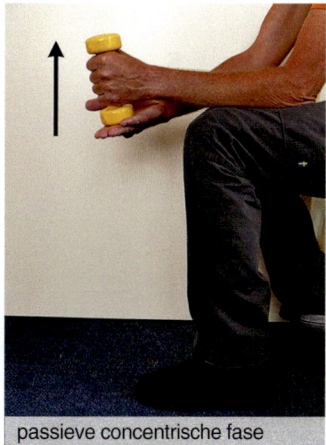

◘ **Figuur 12.8** Weerstand tegen hand en duim: meerdere variaties zijn mogelijk

Literatuur

1. Veenker E. Richtlijnen behandeling m. de Quervain. 2016. Publicatie van het Zeeuws Hand en Pols Centrum.
2. Rabin A, Israeli T, Kozol Z. Physiotherapy management of people diagnosed with de Quervain's disease: a case series. Physiother Can. 2015;67(3):263–7.

Trigger finger/tendovaginitis stenosans (TVS)

Patty Joldersma

13.1 Voorbeeldcasus – 96
13.1.1 Bevindingen bij onderzoek, zeven weken na het begin van de klachten – 96

13.2 Bespreking – 96
13.2.1 Anatomie – 96
13.2.2 Pathofysiologie – 96
13.2.3 Etiologie – 97
13.2.4 Prevalentie – 99
13.2.5 Prognose – 99
13.2.6 Symptomen – 99
13.2.7 Classificatie – 99

13.3 Conservatieve therapie – 99
13.3.1 Handgebruik (ergonomie) – 100
13.3.2 Corticosteroïdinjectie – 100
13.3.3 Spalktherapie – 101
13.3.4 NSAID's – 101
13.3.5 Tendon glide exercise – 101
13.3.6 Therapie van TVS bij cmc1-artrose – 103
13.3.7 Massage – 103

13.4 Operatieve therapie – 104

13.5 Nadere informatie – 104

Literatuur – 104

Aan dit hoofdstuk heeft meegeschreven co-auteur Dr. Mascha Friderichs, Australië.

© Bohn Stafleu van Loghum is een imprint van Springer Media B.V., onderdeel van Springer Nature 2020
K. van Nugteren en P. Joldersma (Red.), *Fysiotherapie bij peesaandoeningen*, Orthopedische casuïstiek,
https://doi.org/10.1007/978-90-368-2422-4_13

13.1 Voorbeeldcasus

Toen een 43-jarige kapster meer uren ging werken dan zij gewend was, kreeg zij geleidelijk last van haar linkerringvinger. Het begon met een klikkende sensatie bij het strekken van de vinger. In eerste instantie was dit niet pijnlijk. Echter, na een maand werd het klikken ook pijnlijk. Omdat zij voor haar werk afhankelijk is van haar handen, maakt zij zich zorgen en besluit ze de huisarts te raadplegen. Deze verwijst de patiënte door naar een handtherapeut met het doel een spalkje te laten maken.

13.1.1 Bevindingen bij onderzoek, zeven weken na het begin van de klachten

- Tijdens het actief buigen en strekken van de ringvinger voelt de patiënte een pijnlijk klikje. Dit is ook enigszins zichtbaar omdat er een kleine hapering optreedt tijdens de strekking van de vinger.
- Bij palpatie tijdens het actief buigen en strekken van de vinger, wordt aan de palmaire zijde van het metacarpofalangeale gewricht, ter plaatse van de A1-pulley (fig. 13.1), een klik gevoeld.
- Palpatie toont een klein knobbeltje ter plaatse van de A1-pulley. Druk op dit knobbeltje provoceert herkenbare pijn.

13.2 Bespreking

Tendovaginitis stenosans (TVS) van de buigpezen in de hand kent een vrij typisch beeld.

De vinger of duim kan vanuit een maximale buigstand met moeite actief of passief worden gestrekt. Deze strekbeweging wordt ervaren als een hapering of een 'knapje'. Dit is ook de reden dat een TVS ook wel een *trigger finger*, *snapping finger* of haperende/hokkende vinger wordt genoemd.

13.2.1 Anatomie

De vingers van de hand kennen twee buigpezen, de oppervlakkige m. flexor digitorum superficialis (FDS) en de dieper gelegen m. flexor digitorum profundus (FDP). Een TVS betreft meestal de FDP. Ook de lange buigpees van de duim, de m. flexor pollicis longus (FPL), kan aangedaan zijn. De flexorpezen worden omgeven door peesscheden, die uit twee delen bestaan: een synoviaal deel en een fibreus deel (de pulley). In hun verloop worden de flexorpezen dicht tegen het bot aangehouden door de pulley's (fig. 13.1) [1].

De pulley's zijn nodig om te voorkomen dat er *bowstringing* (fig. 13.2) optreedt bij het buigen van de vingers [4].

In de vingers bevinden zich vijf ringvormige A-pulley's en drie kruisvormige C-pulley's (niet afgebeeld). Doordat de pulley's de pezen dicht bij de botstukken en gewrichten houden, zorgen ze ervoor dat de vinger zo efficiënt mogelijk kan buigen. Bij een TVS is gewoonlijk de eerste ringvormige pulley – de A1-pulley – aangedaan omdat hierop de grootste krachten inwerken. Deze A1-pulley vormt het begin van de peesschede aan de basis van de vinger en loopt ter hoogte van het metacarpofalangeale (MCP-)gewricht. Een TVS ter hoogte van de A2- of A3-pulley is zeldzaam [1].

13.2.2 Pathofysiologie

Een TVS wordt veroorzaakt door een wanverhouding tussen de omvang van de buigpees en de ruimte binnen de peesschede [2, 3]. Dit kan twee oorzaken hebben:
- een verdikking (zwelling) van de flexorpees van de vinger;
- vernauwing van de doorgang onder de A1-pulley door zwelling van de pulley. De A1-pulley kan tot drie keer zo dik worden.

Bij een TVS kan onderscheid worden gemaakt tussen een nodulaire vorm en een diffuse vorm (fig. 13.3).

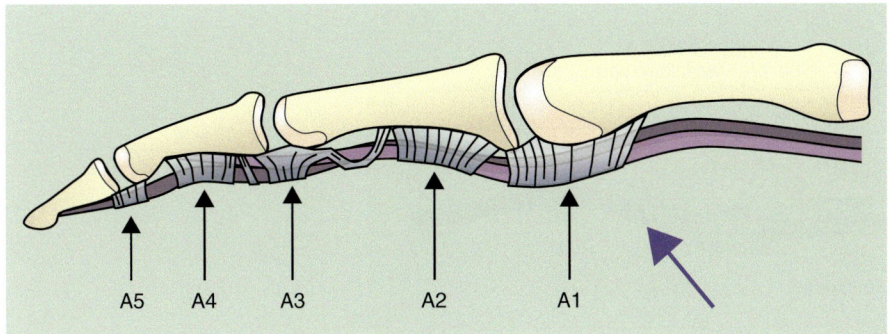

◘ Figuur 13.1   De vijf ringvormige A-pulley's van de vinger. De pijl toont de voorkeurslocatie van een TVS

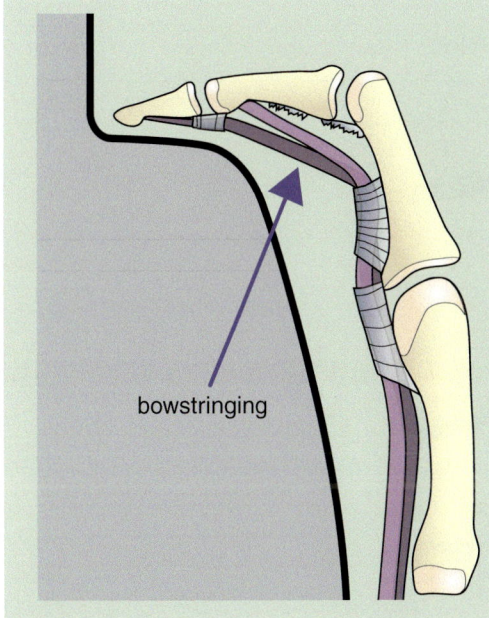

◘ Figuur 13.2   Illustratie van bowstringing. Bowstringing is hier mogelijk omdat de A3- en A4-pulley zijn afgescheurd

De nodulaire vorm

Bij de nodulaire vorm bestaat er een, vaak duidelijke, palpabele knobbel of nodule in de pees. Deze beweegt mee wanneer de patiënt de vinger buigt of strekt [3]. De nodule ontstaat door chronische, herhaalde frictie tussen de pees en de pulley [2, 4]. Dit kun je je voorstellen als een draadje dat herhaaldelijk door het oog van een naald getrokken wordt; na een tijdje gaat het draadje rafelen en er vormt zich een bolletje. Dit leidt ertoe dat de flexorpees niet meer vloeiend onder de A1-pulley door kan glijden bij het buigen en strekken van de vinger. De pees blijft dan steken en schiet vervolgens met een al dan niet pijnlijke klik onder de pulley door [4]. Dit gebeurt meestal bij het strekken van de vinger of duim.

De diffuse vorm

Bij het diffuse type is er sprake van een uitgebreider gebied met hypertrofie en na verloop van tijd littekenweefsel in de peesschede [5].

Inflammatie?

Hoewel er in de literatuur gesproken wordt over een tendovaginitis of tenosynovitis stenosans, respectievelijk inflammatie van het synovium van de peesschede en het fibreuze deel van de peesschede, is er bij een TVS niet altijd inflammatie aanwezig. De histologische veranderingen die plaatsvinden, wijzen eerder op aanpassingen aan drukkrachten tussen de pezen en de pulley. Ook is er sprake van degeneratieve veranderingen van het weefsel [6]. Bij een TVS worden histologische veranderingen in de pees gezien die overeenkomen met die van een achillespeestendinose [7]. Er is dus niet altijd sprake van een 'itis'-beeld.

13.2.3 Etiologie

Verschillende activiteiten kunnen een TVS veroorzaken, zoals repeterende bewegingen met de vinger, activiteiten die men niet gewend is, handelingen waarbij drukkrachten op de A1-pulley

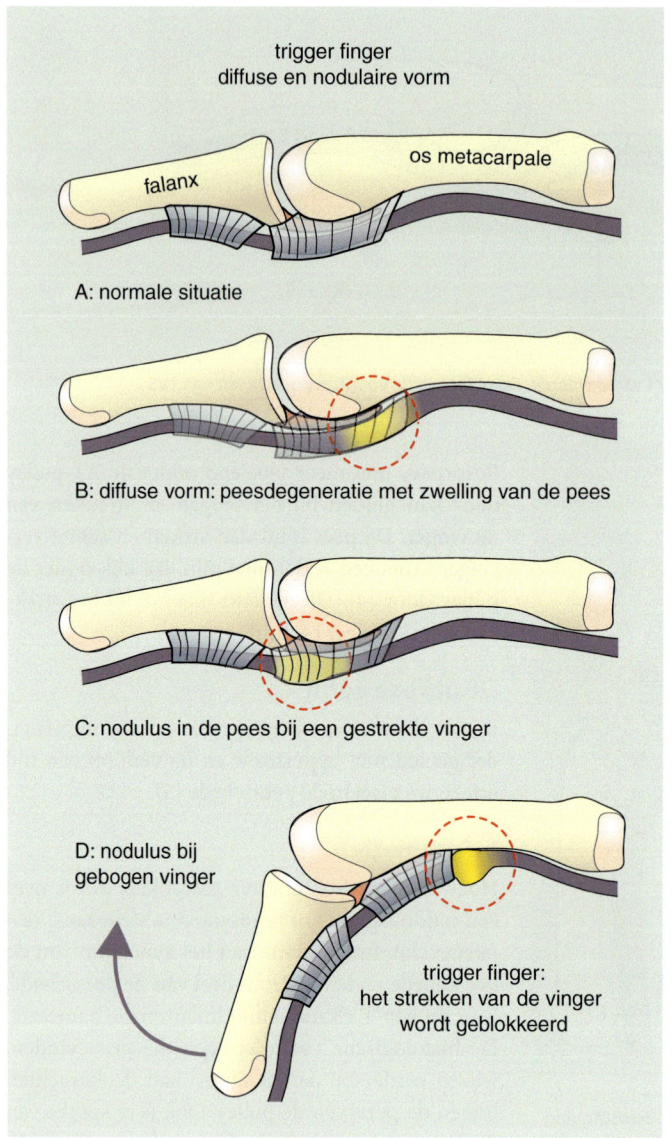

Figuur 13.3 Bij een TVS kan onderscheid worden gemaakt tussen een nodulaire vorm en een diffuse vorm

optreden en herhaaldelijke lokale traumata [6, 8]. Voorbeelden zijn: veelvuldig knijpen met alleen de duim en vingertop (pincetgreep), of herhaalde druk van voorwerpen, zoals een schaar, tegen de pulley. In de anamnese wordt vaak een intensivering in gebruik van de hand, zoals bij een verhuizing of tuinieren, genoemd [4]. TVS wordt zelden veroorzaakt door een enkel acuut trauma.

Het merendeel van alle TVS'en is primair of idiopathisch. Een secundaire TVS kan onder andere voorkomen bij patiënten met diabetes, reumatoïde artritis of jicht [2, 9, 10, 15]. Een secundaire TVS is moeilijker te behandelen dan een primaire.

> **Nevenpathologie**
>
> Zoals gezegd komt TVS vaker voor bij diabetici. Dit wordt veroorzaakt door de gestoorde suikerhuishouding in het bindweefsel van de hand [11]. Deze relatie is bij diabetes type I alleen afhankelijk van de *duur* van de diabetes, niet van de mate van glykemische controle die iemand heeft [6, 13]. TVS komt even vaak voor bij diabetes type I als bij type II. Bij diabetes type I zijn vaak meer vingers aangedaan. Andere ziekten die een verhoogde kans op TVS laten zien, zijn: hypothyreoïdie, nierfalen, amyloïdose en hartfalen [6, 8, 13]. Daarnaast komt TVS vaak samen voor met een carpaletunnelsyndroom, de ziekte van De Quervain en de ziekte van Dupuytren. Tenslotte komt TVS vaak voor bij reumatoïde artritis door de synovitis die bij reuma ontstaat [11].

13.2.4 Prevalentie

De prevalentie van een TVS bij volwassenen ligt tussen de 2 % en 3 % [6, 12, 13]. Onder diabetici loopt de kans op tot 10 %. De aandoening wordt het meest gezien in de leeftijdsgroep tussen 40 en 60 jaar en komt tot zes keer vaker voor bij vrouwen. Er lijkt een verband te bestaan met hormonale veranderingen, verhoogde veneuze druk en microtraumata.

In de literatuur is geen overeenstemming over welke vinger het meest is aangedaan [2, 6, 8, 13, 14]. Duidelijk is dat het vaker de duim, middelvinger en ringvinger betreft dan de wijsvinger of pink. Er kunnen tegelijkertijd meer vingers zijn aangedaan.

13.2.5 Prognose

Een spontane genezing treedt op bij 20–29 % van de TVS-patiënten [6, 8, 9]. In de meeste gevallen heeft de aandoening echter een chronisch en progressief verloop en is behandeling noodzakelijk.

13.2.6 Symptomen

Typisch voor een TVS is het niet soepel verlopen (haperen) – vaak met een al dan niet pijnlijke klik – van de vinger in de strekrichting [2, 6, 8, 13, 15]. De symptomen ontstaan vaak geleidelijk. In het begin is er gewoonlijk nog geen sprake van pijn, maar na verloop van tijd kan het klikken (haperen) bij beweging van de vinger pijnlijk worden. Veelal heeft de patiënt in het begin niet meer dan vage (druk)pijn in de handpalm.

Sommige patiënten hebben last van stijfheid en verminderde bewegingsuitslag van de vinger. Een secundaire bewegingsbeperking van het PIP-gewricht kan ontstaan wanneer de patiënt gedurende langere tijd de vinger weinig beweegt omdat hij de pijn en het hokken van de vinger wil vermijden [2, 13]. Doordat de flexoren sterker zijn dan de extensoren is het in ernstiger gevallen nog wel mogelijk de vinger actief te buigen, maar de vinger daarna weer actief te strekken lukt niet meer. Dat gaat dan alleen nog passief, met behulp van de andere hand. Veel patiënten hebben 's ochtends meer last, maar dit is niet altijd het geval [6, 13].

13.2.7 Classificatie

Om de ernst van de TVS aan te geven bestaan verschillende classificatieschema's. Veel gebruikt wordt de gradering volgens Quinnell [16] (◘ tab. 13.1).

Deze gradering is van belang om het te volgen beleid te bepalen.

13.3 Conservatieve therapie

De therapie bij TVS is onder andere afhankelijk van de duur en ernst van de aandoening, het type aandoening (nodulair of diffuus), het aantal betrokken vingers en nevenpathologieën, zoals diabetes en reumatoïde artritis.

Aangeraden wordt een reumatoloog te consulteren als er sprake is van TVS in meer vingers, recidieven of gelijktijdige andere aandoeningen

Tabel 13.1	Gradering volgens Quinell [16]
graad 0	vloeiende flexie-extensie van de vinger
graad I	niet vloeiende flexie-extensie (crepitatie); drukgevoeligheid over de A1-pulley
graad II	duidelijke klik/hapering die actief te corrigeren is
graad III	duidelijke klik/hapering die passief te corrigeren is; actieve correctie is niet mogelijk
graad IV	vinger gefixeerd in flexie; contractuur in het proximaal interfalangeaal (PIP-)gewricht. Passieve correctie is niet meer mogelijk; men noemt dit ook wel een *locked finger*

die gerelateerd zijn aan een chronische synovitis (tendinitiden, CTS, artrose) zonder duidelijke oorzaak [17].

13.3.1 Handgebruik (ergonomie)

Van belang is de oorzaak van TVS op te sporen. In sommige gevallen is het helder waardoor de TVS is ontstaan, bijvoorbeeld als gevolg van overbelasting door een verhuizing, langdurig tuinieren, veel schoonmaakwerk, veel of lang handwerken zoals breien enzovoort. In dergelijke gevallen is het wegnemen van de oorzaak voldoende. Kijk of patiënten hun handen inefficiënt gebruiken bij activiteiten en probeer ze aan te leren dit efficiënter en met minder kracht te doen, zodat er minder spanning op de flexorpezen komt te staan. Vooral maximale kracht zetten in maximale flexie van de vingers (volle vuistpositie) moet voorkomen worden. Dit gebeurt vooral als men smalle voorwerpen te krachtig vastpakt.

Soms is er tijdelijk een spalk geïndiceerd. Als een patiënt met gebalde vuisten slaapt, zoals veel mensen doen, kan een nachtspalk zinvol zijn.

13.3.2 Corticosteroïdinjectie

Een injectie met corticosteroïden is de aan te raden conservatieve behandelmethode bij primaire TVS [3, 8, 9, 12, 13]. Succes wordt behaald in 77–93 % van alle gevallen. Het meeste succes wordt gehaald bij TVS van de duim, wanneer de TVS van het nodulaire type is, wanneer er sprake is van milde klachten (graad I en II volgens Quinnell) en wanneer de symptomen korter dan zes maanden aanwezig zijn [6, 8, 18]. Als er meer vingers zijn aangedaan en de aandoening ernstiger is (graad III en IV), is de succeskans lager [18].

Wanneer de eerste injectie geen effect heeft of er recidiverende symptomen optreden, heeft een tweede injectie ongeveer 50 % kans op succes [8, 13]. Injecteren in een peesschede is lastig en niet per se noodzakelijk: een injectie in het onderhuidse weefsel rond de A1-pulley geeft hetzelfde effect, terwijl hierbij het risico op peesbeschadiging kleiner is.

Mogelijke complicaties van corticosteroïdinjecties zijn dermale of subcutane atrofie, hypopigmentatie van de huid, infectie en (zelden) peesruptuur.

Het grote voordeel van een corticosteroïdinjectie is dat het een relatief goedkope en eenvoudige ingreep is [3]. In het bijzonder is een injectie geschikt voor patiënten met reumatoïde artritis [6]. Het corticosteroïd legt immers de ongewenste reumatoïde inflammatie van de peesschede stil.

Na een injectie wordt geadviseerd twee weken lang rustige, onbelaste oefeningen te doen, zoals elke 3 à 4 uur vijf keer een vuist maken en de vingers strekken zonder weerstand [4].

Verder wordt aanbevolen vier weken geen activiteiten uit te voeren die veel of langdurig aanhoudende knijpkracht vergen [17].

In het eerste jaar na een corticosteroïdinjectie is er een vrij grote kans op recidivering [3].

Daarom is het van belang de oorzaak van de TVS, indien mogelijk, te achterhalen en aan te pakken.

13.3 · Conservatieve therapie

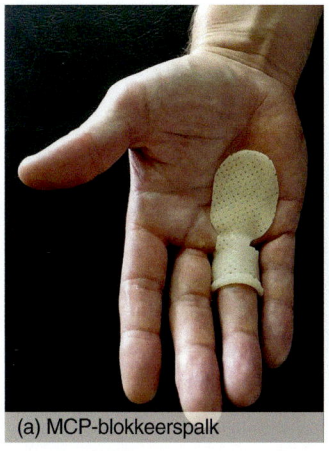
(a) MCP-blokkeerspalk

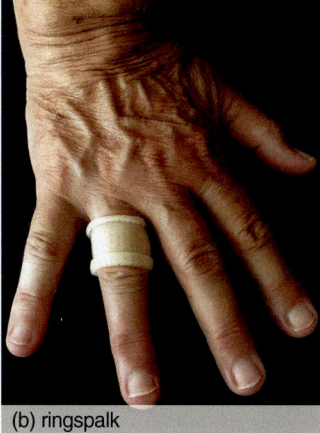
(b) ringspalk

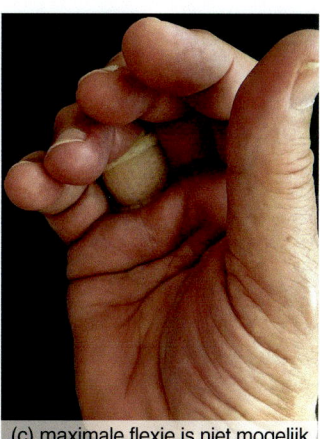
(c) maximale flexie is niet mogelijk

Figuur 13.4 Trigger fingerspalkjes

Diabetespatiënten

Bij mensen met diabetes hebben injecties met corticosteroïden minder succes en is vaker een operatie nodig. Een operatieve behandeling bij deze patiënten is echter minder succesvol. Er bestaat een groter risico op postoperatieve infectie en complicaties als stijfheid, gevoeligheid en een pijnlijk, hypertrofisch litteken. Deze complicaties komen meer voor bij insulineafhankelijke diabetes dan bij niet-insulineafhankelijke diabetes. Corticosteroïdinjecties zijn bij diabetici de eerstaangewezenbehandeling, met operatieve behandeling als tweede mogelijkheid als de injecties niet voldoende succes opleveren [12, 15].

13.3.3 Spalktherapie

Spalken geeft minder goede resultaten dan corticosteroïdinjecties, maar kan gebruikt worden bij patiënten die een injectie willen vermijden.

Spalken kan bij TVS zinvol zijn als de TVS mild van aard is en niet langer dan zes maanden bestaat. Aangeraden wordt om de spalk zes weken continu te dragen [4]. De vinger wordt met het MCP-gewricht in 10 tot 15 graden flexie gespalkt, waarbij het PIP-gewricht vrij blijft (fig. 13.4a).

Ook kan een MCP-spalkje in de vorm van een ring om de proximale falanx worden gebruikt (fig. 13.4b). Deze belemmert maximale flexie (fig. 13.4c), wat soms voldoende is om een pijnlijke klik te voorkomen. De vinger wordt gespalkt met als doel de mate van peesexcursie door de A1-pulley te verminderen. Hierdoor kan de zwelling en dus de frictie tussen de flexorpees en de A1-pulley verminderen en kunnen de aangedane structuren herstellen [6, 8, 13].

Succespercentages van 70 % voor de vingers en 50 % voor de duim worden genoemd [8].

13.3.4 NSAID's

NSAID's kunnen gebruikt worden ter vermindering van de pijn, maar ze hebben geen bewezen genezend effect [8, 13].

13.3.5 Tendon glide exercise

Tendon glide exercise (TGE), peesglij-oefeningen voor de vingers (fig. 13.5) of duim (fig. 13.6), zijn belangrijk om de flexorpezen ten opzichte van de omgeving goed te laten glijden, aangezien anders adhesies kunnen ontstaan en het probleem groter kan worden. Bijna alle hierna genoemde peesglij-oefeningen mogen vanaf het

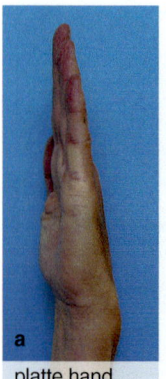
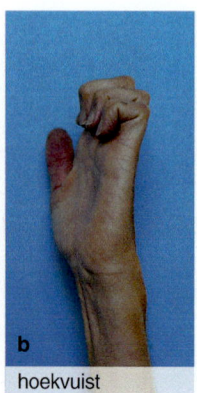
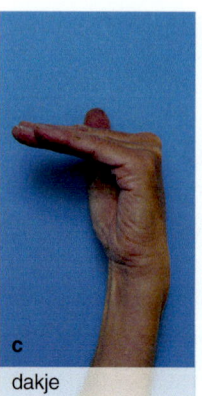
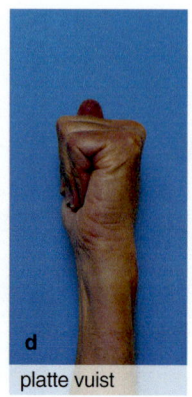
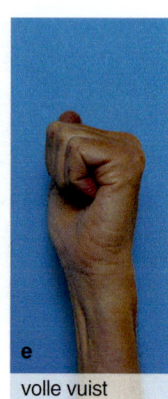

a platte hand
b hoekvuist
c dakje
d platte vuist
e volle vuist

Figuur 13.5 Tendon glide exercise van de vingers: vanuit volledige extensie (**a**) buigt de patiënt de vinger naar diverse vuistposities (**b** t.e.m. **e**) toe en vervolgens weer terug naar volledige extensie. Dit gebeurt zonder kracht te zetten

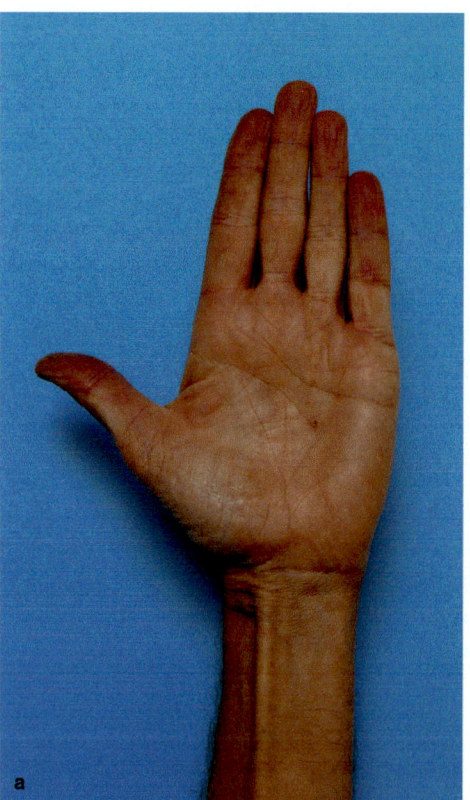
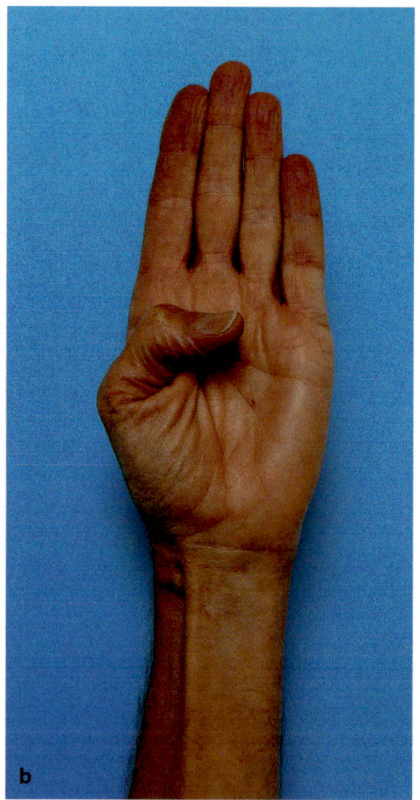

Figuur 13.6 Tendon glide exercise van de duim: vanuit volledige extensie/abductie van de duim (**a**) beweegt de patiënt de duim naar volledige flexie/adductie (**b**) en weer terug. Ook interfalangeaal wordt de duim volledig geflecteerd

13.3 · Conservatieve therapie

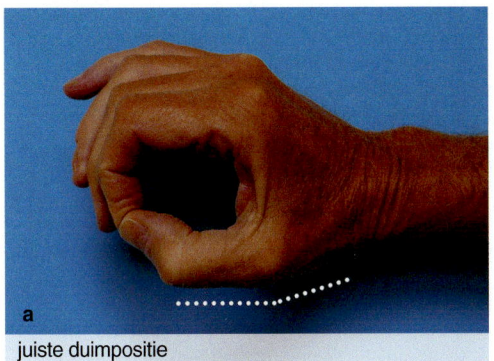
a juiste duimpositie

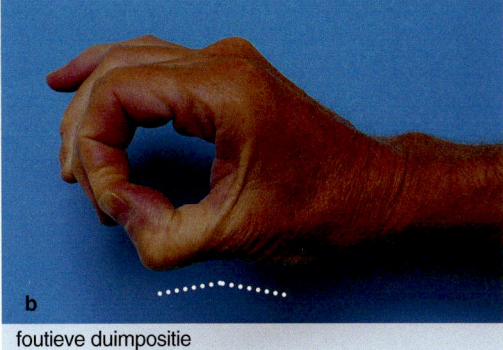
b foutieve duimpositie

◘ **Figuur 13.7** De patiënt wordt een juiste duimpositie (**a**) aangeleerd. Hyperextensie van het mcp1-gewricht (**b**) moet worden voorkomen

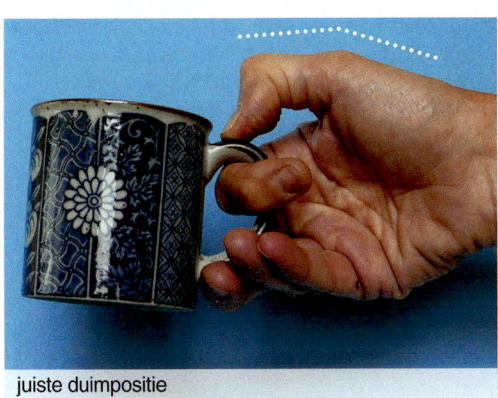
juiste duimpositie

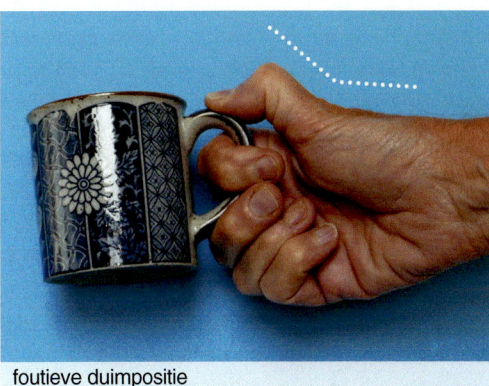
foutieve duimpositie

◘ **Figuur 13.8** Ook bij activiteiten in het dagelijks leven wordt goed gelet op een juiste duimpositie

begin uitgevoerd worden zolang ze geen klachten veroorzaken. Een volle vuist maken is meestal niet verstandig in verband met het triggeren van de TVS. Als een patiënt zonder kracht een vuist kan maken en er daarbij geen klachten in de vinger ontstaan, is dit echter geen probleem. Probeer de patiënt een volle vuist te laten maken door kootje voor kootje te buigen, beginnend met het DIP-gewricht en eindigend met het MCP-gewricht.

13.3.6 Therapie van TVS bij cmc1-artrose

Cmc1-artrose gaat regelmatig gepaard met TVS van de duim. Cmc1-artrose kan een oorzaak zijn, maar ook een factor die een TVS van de duim in stand houdt. Bij TVS van de duim met aanwezigheid van een cmc1-artrose is het dan ook essentieel de cmc1-artrose mee te behandelen in de therapie. Hierbij wordt de patiënt onder andere een juiste duimpositie aangeleerd voor in het dagelijks leven (◘fig. 13.7 en 13.8).

13.3.7 Massage

Masseren van de FDS of FDP in het gehele verloop van de vingers wordt soms toegepast om adhesies te verminderen tussen pees en peesschede. Wetenschappelijk bewijs voor deze therapie ontbreekt echter.

13.4 Operatieve therapie

Operatieve behandeling van TVS is geïndiceerd wanneer:
- conservatieve behandeling (onder andere injecties) onvoldoende effect heeft;
- de symptomen al langer dan zes maanden aanwezig zijn;
- de TVS graad IV (volgens Quinnell) is;
- de TVS van het diffuse type is [3, 6, 13, 14].

De operatie bij TVS bestaat uit het klieven van de A1-pulley. Er is discussie over of er één of meer injecties moeten zijn gegeven voordat men besluit tot opereren. Daarnaast kan de behandeling ook afhangen van de persoonlijke voorkeur van de patiënt [19]. Sommige patiënten willen graag een snelle en definitieve oplossing voor het probleem, terwijl anderen de risico's van een operatie liever vermijden.

13.5 Nadere informatie

Nadere informatie en uitgebreidere casuïstiek over deze aandoening zijn te vinden in een eerdere uitgave van Orthopedische casuïstiek:
Onderzoek en behandeling van middenhand en vingers, ►H. 3 en 3a.

Literatuur

1. Van Lieshout J, Ritt MJPF. Atlas van de hand. Baarn: HB uitgevers; 2007.
2. Ryzewicz M, Wolf JM. Trigger digits: principles, management, and complications. J Hand Surg Am. 2006;31(1):135–46.
3. Van IJsseldijk ALA, De Wilt JHW, Lameris TW, Brouwer KJ. Plaatselijke corticosteroïdinjectie voor de 'knappende vinger': goede resultaten op korte termijn, maar vrij grote kans op recidief. Ned Tijdschr Geneeskd. 1998;142(9):457–9.
4. Schreuders TAR. Handenteam Zeeland. Trigger finger, versie mei 2006.
5. Freiberg A, Mulholland RS, Levine R. Nonoperative treatment of trigger fingers and thumbs. J Hand Surg Am. 1989;14(3):553–8.
6. Moore JS. Flexor tendon entrapment of the digits (trigger finger and trigger thumb). J Occup Environ Med. 2000;42(5):526–45.
7. Lundin AC, Aspenberg P, Eliasson P. Trigger finger, tendinosis, and intratendinous gene expression. Scand J Med Sci Sports. 2014;24(2):363–8.
8. Akhtar S, Bradley MJ, Quinton DN, Burke FD. Management and referral for trigger finger/thumb. BMJ. 2005 Jul 2;331(7507):30–3.
9. Murphy D, Failla JM, Koniuch MP. Steroid versus placebo injection for trigger finger. J Hand Surg Am. 1995;20(4):628–31.
10. Saldana MJ. Trigger digits: diagnosis and treatment. J Am Acad Orthop Surg. 2001;9(4):246–52.
11. Koch AR, Vaandrager JM. Goede resultaten met chirurgische behandeling van de knappende vinger tendovaginitis stenosans). Ned Tijdschr Geneeskd. 1991;135(25):1124–7.
12. Baumgarten KM, Gerlach D, Boyer MI. Corticosteroid injection in diabetic patients with trigger finger. A prospective, randomized, controlled double-blinded study. J Bone Joint Surg Am. 2007;89(12):2604–11.
13. Makkouk AH, Oetgen ME, Swigart CR, Dodds SD. Trigger finger: etiology, evaluation, and treatment. Curr Rev Musculoskelet Med. 2008;1(2):92–6.
14. Lim MH, Lim KK, Rasheed MZ, Narayanan S, Beng-Hoi Tan A. Outcome of open trigger digit release. J Hand Surg Eur. 2007;32(4):457–9.
15. Stahl S, Kanter Y, Karnielli E. Outcome of trigger finger treatment in diabetes. J Diabetes Complications. 1997;11(5):287–90.
16. Quinnell RC. Conservative management of trigger finger. Practitioner. 1980;224(1340):187–90.
17. Rode kruis ziekenhuis 2013 afdeling handchirurgie medisch protocol TVS.
18. Shultz KJ, Kittinger JL, Czerwinski WL, Weber RA. Outcomes of corticosteroid treatment for trigger finger by stage. Plast Reconstr Surg. 2018;142(4):983–90.
19. Kerrigan CL, Stanwix MG. Using evidence to minimize the cost of trigger finger care. J Hand Surg Am. 2009;34(6):997–1005.

Jersey finger

Koos van Nugteren en Patty Joldersma

14.1 Voorbeeldcasus – 106
14.1.1 Bevindingen bij onderzoek, zes uur na het letsel – 106

14.2 Bespreking – 106
14.2.1 Etiologie – 106

14.3 Therapie – 106
14.3.1 Revalidatie – 107

Literatuur – 108

© Bohn Stafleu van Loghum is een imprint van Springer Media B.V., onderdeel van Springer Nature 2020
K. van Nugteren en P. Joldersma (Red.), *Fysiotherapie bij peesaandoeningen*, Orthopedische casuïstiek,
https://doi.org/10.1007/978-90-368-2422-4_14

14.1 Voorbeeldcasus

Een 35-jarige, sportieve man gaat met zijn vrienden een keer klimmen in een boulderhal (<fig. 14.1). Er wordt geklommen zonder touw, omdat de klimwanden vrij laag zijn en men vanuit de klimwand zonder veel risico op een valmat kan springen. Als de man op de klimroute met moeite de volgende handgreep grijpt, glijdt zijn voet onverwachts weg van een klein steuntje waarop hij staat. Hij probeert met zijn vingers te blijven hangen aan de handgreep, maar schiet los. Terwijl dit gebeurt, voelt hij een pijnscheut in de top van zijn ringvinger, aan de palmaire zijde. Hij kan de vinger niet meer goed gebruiken en stopt die dag met boulderen.

14.1.1 Bevindingen bij onderzoek, zes uur na het letsel

- Er is een kleine blauwe plek zichtbaar aan de palmaire zijde van de ringvinger. De plek bevindt zich rond de middelste falanx.
- Bij het maken van een vuist blijft het distale interfalangeale gewricht van digitus IV gestrekt (<fig. 14.2).
- Het lukt de patiënt niet om het topje van de ringvinger actief te buigen.
- Actieve flexie en flexie tegen weerstand van het proximale interfalangeale gewricht zijn wel mogelijk. Dit geldt ook voor het metacarpofalangeale gewricht.
- Passief zijn flexie en extensie goed mogelijk van alle vingergewrichten.
- Collaterale bandtests zijn negatief.
- De ringvinger is warm en enigszins gezwollen, vooral aan de palmaire zijde.
- Nauwkeurige palpatie: er is drukpijn ter plaatse van de palmaire zijde van de distale en middelste falanx van de ringvinger. Er is een klein drukpijnlijk knobbeltje palpabel ter hoogte van de middelste falanx.

14.2 Bespreking

Bovenstaand verhaal en functieonderzoek wijzen op een *jersey finger*. De jersey finger[1] betreft een ruptuur van de pees van de m. flexor digitorum profundus ter plaatse van de distale falanx (<fig. 14.3). Het is dus de tegenhanger van de *mallet finger*, waarbij juist de extensorpees ruptureert. Analoog aan de mallet finger kan er ook bij de jersey finger sprake zijn van een peesruptuur of een avulsiefractuur. Echter, in tegenstelling tot de mallet finger kan bij de jersey finger de geruptureerde pees zich gemakkelijk naar proximaal verplaatsen. De peesstomp kan zich zelfs tot in de handpalm terugtrekken. In geval van een avulsiefractuur trekt de stomp zich gewoonlijk niet verder terug dan de middelste falanx [1, 2]. Actieve flexie van het metacarpofalangeale gewricht en het proximale interfalangeale gewricht blijft in geval van een jersey finger mogelijk doordat de pees van de m. flexor digitorum superficialis nog intact is. Als bij het functieonderzoek de actieve flexie en flexie tegen weerstand van het distale interfalangeale gewricht pijnlijk is maar nog wel goed mogelijk, moet men differentiaaldiagnostisch rekening houden met een pulleyletsel.

14.2.1 Etiologie

De aandoening ontstaat vaak als men met een grijpende vinger achter iets blijft haken. Berucht is de klassieke jersey finger: tijdens American football of rugby trekt een speler aan de jersey (het shirt) van de tegenstander. Als de tegenstander zich losrukt, kan een ruptuur van de diepe flexorpees van een grijpende vinger ontstaan. Opvallend vaak is er sprake van een letsel van de ringvinger [1–3].

14.3 Therapie

De behandeling van de jersey finger is operatief, omdat de geruptureerde flexorpees zich gemakkelijk naar proximaal kan terugtrekken. Hoe

---

1 Jersey: Engelse benaming voor trui.

14.3 · Therapie

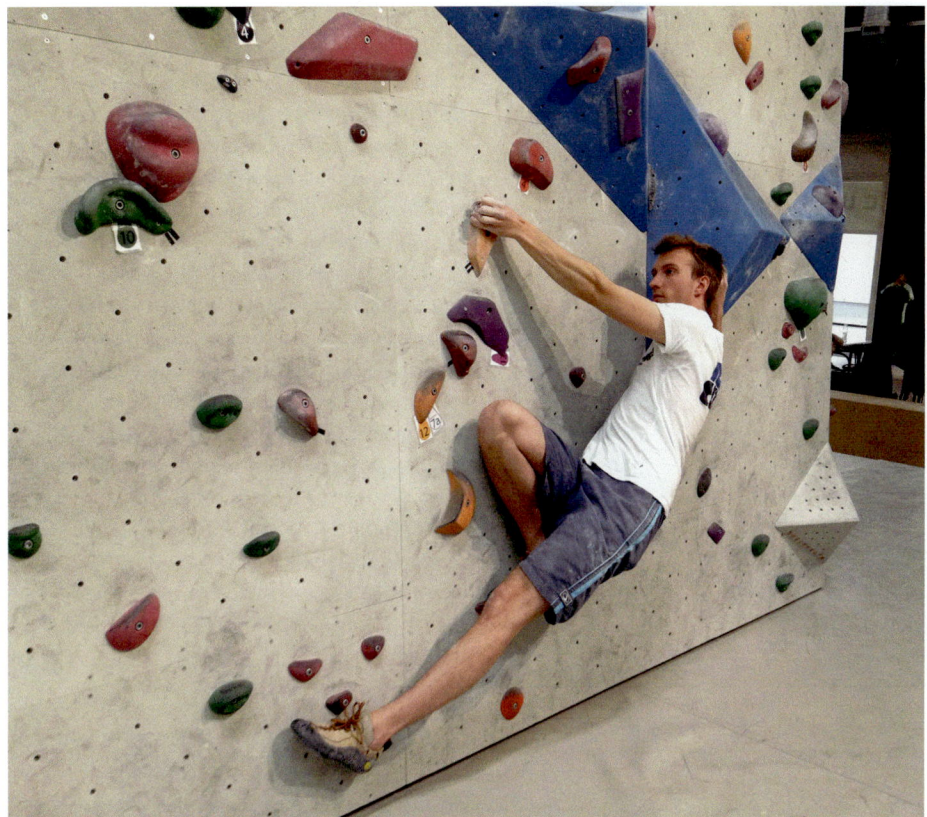

Figuur 14.1 Klimmen in een boulderhal

verder de peesstomp is teruggetrokken en hoe langer geleden het letsel is ontstaan, des te moeilijker wordt het om de pees nog operatief naar zijn oorspronkelijke insertie toe te trekken en te fixeren. Na veertien dagen is het vaak niet meer goed mogelijk om dit nog voor elkaar te krijgen [4]. Littekenvorming van de peesschede maakt correcte terugplaatsing van de peesstomp nog lastiger [1, 2].

Een dag na de operatie wordt een kleinertspalk voor de patiënt gemaakt. Dit is een dynamische spalk waarbij de vingers passief met elastiekjes, vastgehecht aan de nagels, gebogen worden (fig. 14.4). Zo komen er geen trekkrachten op de geopereerde pees te staan, terwijl de vingers wel actief gestrekt kunnen worden.

14.3.1 Revalidatie

Tijdens het gehele revalidatietraject bezoekt de patiënt twee keer per week een fysiotherapeut die gespecialiseerd is in handrevalidatie.

Eerste vijf weken

De oefentherapie tijdens de eerste vijf weken bestaat uit tien keer per uur actief de vingers in de spalk maximaal strekken, zover als de spalk dit toelaat. Dit om verklevingen en contracturen te voorkomen. De vingers mogen in dit stadium niet actief gebogen worden vanwege kans op het opnieuw scheuren van de nog te zwakke buigpees.

Tevens krijgt de patiënt mobilisatieoefeningen voor elleboog en schouder om deze mobiel te houden. Daarnaast wordt geadviseerd om de hand zoveel mogelijk hoog te houden in verband met het oedeem.

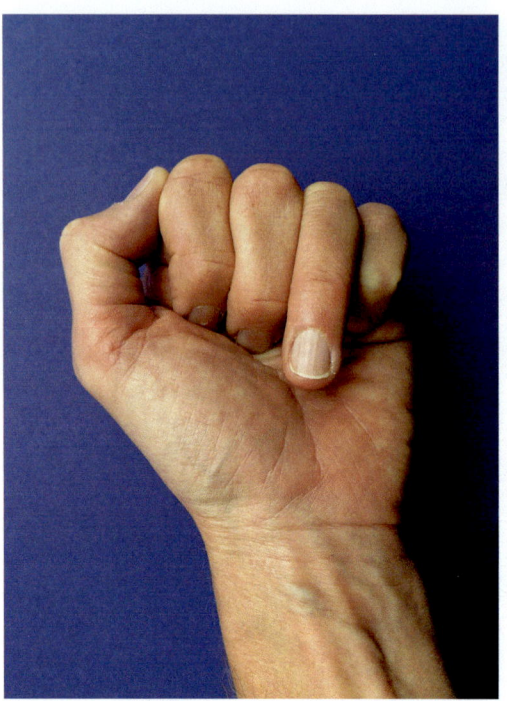

Figuur 14.2 Bij het maken van een vuist blijft het distale interfalangeale gewricht van digitus IV gestrekt

> **Lumbricalis plus-vinger**
>
> Na een niet behandelde jersey finger kan zich een zogeheten lumbricalis plus-vinger (⬛fig. 14.5) ontwikkelen; als de patiënt de aangedane vinger probeert te buigen, flecteert het metacarpofalangeale gewricht terwijl de interfalangeale gewrichten juist extenderen. Een lumbricalis plus-vinger ontstaat als contractie van de m. flexor digitorum profundus onvoldoende resulteert in een trekkracht op de insertie aan de palmaire zijde van de distale falanx, bijvoorbeeld door een ruptuur. De trekkracht wordt dan in abnormaal grote mate overgebracht op de m. lumbricalis. De m. flexor digitorum profundus heeft hierdoor de functie van de m. lumbricalis gekregen. Er zijn nog verschillende andere condities die kunnen leiden tot een lumbricalis plus-vinger: een aantal daarvan wordt weergegeven in *bijlage II* achterin het boek.

Na vijf weken

Na vijf weken mag de patiënt zijn spalk afdoen en rustig beginnen met actief buigen van de aangedane vinger. Krachtig buigen moet nu nog voorkomen worden. Daarnaast oefent de patiënt met het maken van verschillende vuisten. Dit om de buigpezen in hun peeskoker ten opzichte van elkaar en van de omgeving te laten glijden en bewegen (⬛fig. 13.5). De patiënt kan dit thuis oefenen. Ook moet hij elk uur oefenen om de gewrichten mobiel te houden en verklevingen te voorkomen.

Na twee maanden

Twee maanden na de operatie begint de patiënt rustig met spierversterkende oefeningen voor hand en vingers. Zodra de kracht wat is opgebouwd en de patiënt weer redelijk normaal kan functioneren tijdens dagelijkse bezigheden, hervat hij zijn werk en bouwt hij het sporten rustig op.

Literatuur

1. Wang QC, Johnson BA. Fingertip injuries. Am Fam Physician. 2001 May 15;63(10):1961–6.
2. Jabłecki J, Syrko M. Zone 1 extensor tendon lesions: current treatment methods and a review of literature. Ortop Traumatol Rehabil. 2007;9(1):52–62.
3. McCue FC 3rd, Wooten SL. Closed tendon injuries of the hand in athletics. Clin Sports Med. 1986;5(4):741–55.
4. Tuttle HG, Olvey SP, Stern PJ. Tendon avulsion injuries of the distal phalanx. Clin Orthop Relat Res. 2006;445:157–68.
5. Parkes A. The, "lumbrical plus" finger. J Bone Joint Surg Br. 1971;53(2):236–9.

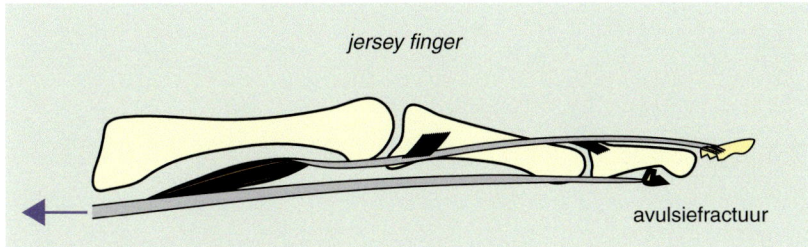

◘ **Figuur 14.3** De jersey finger betreft een ruptuur van de pees van de m. flexor digitorum profundus ter plaatse van de distale falanx. In geval van een avulsiefractuur trekt de stomp zich gewoonlijk niet verder terug dan de middelste falanx

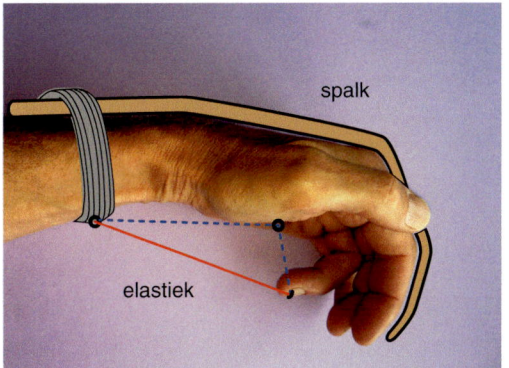

◘ **Figuur 14.4** Principe van de kleinertspalk: de vingertop is aan de spalk verbonden met een elastiek (rode lijn). De blauwe stippellijn toont een gemodificeerde kleinertspalk waarbij de vingertop door het elastiek richting handpalm wordt getrokken

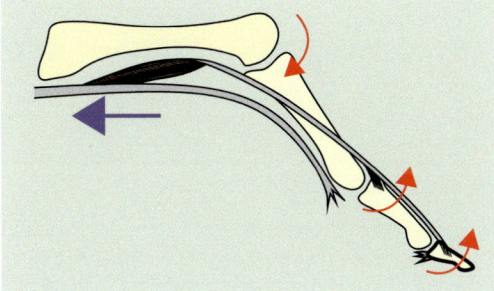

◘ **Figuur 14.5** Lumbricalis plus-vinger als gevolg van een jersey finger (naar Parkes (1971) [5])

Mallet finger

Patty Joldersma

15.1 Voorbeeldcasus – 112
15.1.1 Bevindingen bij onderzoek, één week na het recidief – 112

15.2 Bespreking – 112
15.2.1 Etiologie – 113
15.2.2 Beeldvorming – 113
15.2.3 Prognose – 113

15.3 Conservatieve therapie – 113
15.3.1 Spalkinstructie aan de patiënt – 114
15.3.2 Na de periode van continue immobilisatie – 115
15.3.3 Complicaties – 115
15.3.4 Swan-neckdeformiteit – 116

15.4 Resultaten van conservatief beleid – 116

15.5 Operatieve therapie – 116

15.6 Nadere informatie – 117

Literatuur – 117

© Bohn Stafleu van Loghum is een imprint van Springer Media B.V., onderdeel van Springer Nature 2020
K. van Nugteren en P. Joldersma (Red.), *Fysiotherapie bij peesaandoeningen*, Orthopedische casuïstiek,
https://doi.org/10.1007/978-90-368-2422-4_15

15.1 Voorbeeldcasus

Een 26-jarige volleybalster kreeg een week geleden tijdens een training de bal op de top van haar linkermiddelvinger en voelde direct een pijnscheut in het vingertopje.

Al snel zag ze dat haar vingertopje naar beneden hing. Ze kon deze op eigen kracht niet meer strekken. Als ze met haar andere hand hielp, lukte het wel om de vinger te strekken. Het vingertopje werd in korte tijd roder, warmer en wat dikker. De volgende ochtend raadpleegde zij haar huisarts. Deze constateerde een mallet finger en gaf een standaardspalkje mee die de patiënte zes weken lang moest dragen.

Toen de vrouw zes weken later terug kwam bij de huisarts, stond haar vingertopje toch nog in een lichte buigstand. Zij vond dit vervelend, want ze wilde graag weer beginnen met volleyballen. De huisarts adviseerde het spalkje af te doen en haar normale bezigheden weer op te pakken. Ze mocht alles weer doen.

Twee dagen later voelde de patiënte weer een felle pijnscheut in hetzelfde vingertopje toen ze in een reflex een vaas wilde opvangen die bijna omviel. Het vingertopje hing weer af …

Ze besloot haar huisarts weer te raadplegen. Deze liet een röntgenfoto van haar vinger maken. Hierop was niets te zien. De huisarts verwees de patiënte naar een handtherapeut.

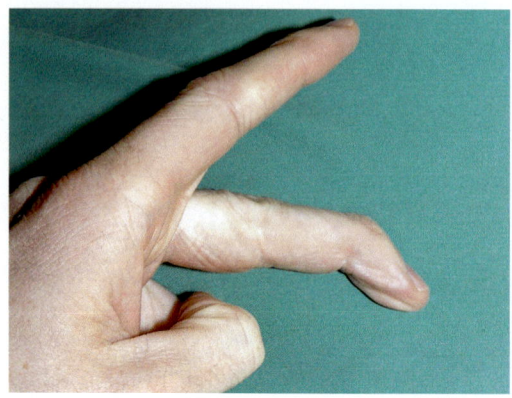

Figuur 15.1 Het distale kootje van de middelvinger hangt naar beneden

15.1.1 Bevindingen bij onderzoek, één week na het recidief

- Inspectie toont een forse flexiestand (fig. 15.1) van het distale interfalangeale (DIP-gewricht) van de linkermiddelvinger; het vingertopje hangt duidelijk af.
- Het proximale interfalangeale gewricht (PIP-gewricht) toont geen afwijkingen.
- De middelvinger is aan de dorsale zijde van het DIP-gewricht iets roder, warmer en dikker dan de middelvinger aan de heterolaterale zijde.
- Actieve extensie van het DIP-gewricht is onmogelijk. Passief is dit wel volledig mogelijk.
- Eindstandige flexie van de vinger is zowel actief als passief pijnlijk.
- Palpatie: er bestaat drukpijn aan de dorsale zijde van het DIP-gewricht.

15.2 Bespreking

Een flexiestand van het DIP-gewricht van een vingertopje dat niet meer actief gestrekt kan worden maar wel passief, noemt men een *mallet finger*, hamervinger of *baseball finger*. Een mallet finger is geen ernstig letsel. Wel is het hinderlijk in het dagelijks leven omdat patiënten met de aangedane vinger gemakkelijk ergens achter blijven haken, bijvoorbeeld als ze de hand in de broekzak steken of een bed opmaken.

Er wordt onderscheid gemaakt tussen twee soorten mallet fingers (fig. 15.2):
- Een ossale mallet finger: hierbij is er sprake van een avulsiefractuur van de dorsale basis van de distale falanx. Dit is de aanhechtingsplaats aan het bot van de extensorpees van de vinger.
- Een tendinogene mallet finger: dit betreft een ruptuur van de extensorpees ter hoogte van het DIP-gewricht.

Beide soorten mallet fingers hebben tot gevolg dat het distale vingerkootje afhangt (zich in een geflecteerde stand bevindt). De vinger kan niet actief

15.3 · Conservatieve therapie

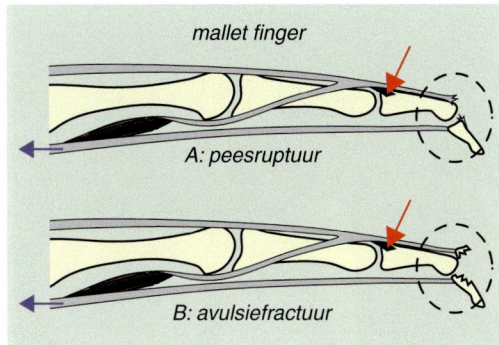

Figuur 15.2 Er wordt onderscheid gemaakt tussen twee typen mallet finger (cirkels). In beide gevallen heeft de extensorpees nog wel een aanhechting aan de proximale falanx (rode pijlen)

gestrekt worden omdat de verbinding tussen de strekpees en het distale kootje verbroken is.

Deze casus betreft een tendinogene mallet finger. Er is geen avulsiefractuur zichtbaar op de röntgenfoto. Omdat peesweefsel een langere hersteltijd nodig heeft dan botweefsel – gemiddeld drie maanden versus zes weken – dient bij een tendinogene mallet finger de flexie in het DIP-gewricht extra voorzichtig te worden opgebouwd in de periode na het spalken. De kans op een recidief is namelijk groter dan bij een ossale mallet finger. Als er geen röntgenfoto gemaakt is en dus niet duidelijk is om welk soort mallet finger het gaat, moet men altijd uitgaan van een tendinogene mallet finger.

15.2.1 Etiologie

De meest voorkomende oorzaak van een mallet finger is een directe klap, stoot of val op een gestrekte vingertop waarbij deze met kracht gebogen wordt. Klassieke voorbeelden zien we bij beoefenaren van balsporten zoals volleybal, honkbal, basketbal, ook bij voetbalkeepers komt deze blessure regelmatig voor.

Vrijwel altijd is sprake van een geforceerde passieve flexie van het DIP-gewricht dat in actieve extensie gehouden wordt. In zeldzame gevallen ontstaat een (tendinogene) mallet finger als gevolg van een snijwond.

74 % van de ossale mallet fingers komt voor aan de dominante hand en meer dan 90 % van de mallet fingers wordt gevonden in de middelvinger, ringvinger en pink [1].

15.2.2 Beeldvorming

Een mallet finger kan gemakkelijk klinisch worden gediagnosticeerd. Zeer kenmerkend is een afhangend vingertopje (fig. 15.1). Vanaf een röntgenfoto kan beoordeeld worden of er sprake is van een avulsiefractuur of peesruptuur. Niet altijd wordt een röntgenfoto gemaakt. Röntgendiagnostiek wordt in de huisartsenrichtlijn echter wel aangeraden, omdat de grootte van een eventuele avulsiefractuur consequenties heeft voor het beleid. Indien meer dan een derde van het gewrichtsoppervlak van het DIP-gewricht is afgescheurd met een dislocatie van meer dan 2 mm, is een operatie geïndiceerd.

15.2.3 Prognose

Een mallet finger herstelt niet uit zichzelf. Met een spalk gedurende zes tot acht weken herstelt ongeveer driekwart van de patiënten [2].

15.3 Conservatieve therapie

Conservatieve therapie bij een mallet finger bestaat uit het continu (dag en nacht) dragen van een extensiespalkje voor het DIP-gewricht, gevolgd door een periode van zes weken waarin geleidelijk de belastbaarheid en mate van flexie van het DIP-gewricht wordt verbeterd. In de literatuur varieert de tijd dat geadviseerd wordt een spalkje te dragen van zes tot acht weken [3].

Sommige therapeuten en handencentra kiezen voor zes weken spalktherapie bij een ossale mallet finger en acht weken spalken bij een tendinogene mallet finger [4]. In totaal revalideert de patiënt dus minimaal twaalf weken. Als er wordt getwijfeld aan de therapietrouw van de patiënt, kan eventueel een spalk van gips gemaakt worden.

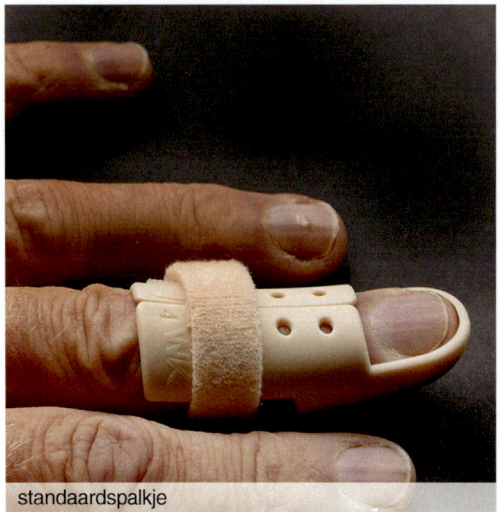 standaardspalkje
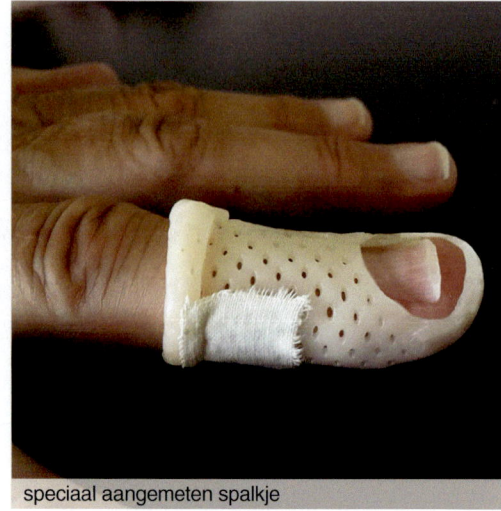 speciaal aangemeten spalkje

Figuur 15.3 Twee soorten malletspalkjes

Een malletspalkje zorgt ervoor dat het DIP-gewricht in lichte hyperextensie staat. Het PIP-gewricht moet vrij kunnen bewegen. Van tevoren wordt aan de vinger van de andere hand gemeten hoeveel (hyper)extensie van het DIP-gewricht aan die zijde mogelijk is om te kijken wat normaal is voor de patiënt. Er bestaan standaardspalkjes voor de mallet finger (fig. 15.3a). Deze kunnen echter niet exact de gewenste mate van hyperextensie bewerkstelligen. Daarom wordt aanbevolen om een speciaal spalkje te laten aanmeten en maken voor iedere individuele patiënt om exact de juiste mate van hyperextensie te kunnen realiseren. Het malletspalkje wordt met niet-elastische tape vastgezet om de midfalanx (fig. 15.3b).

Als er sprake is van een dreigende swanneckdeformiteit (▶ par. 15.3.4), wordt er direct een spalk met een extensieblok voor het PIP-gewricht in 30° flexie gemaakt. Een extensieblok is een spalk waarbij de extensie in een bepaalde mate wordt geblokkeerd.

> **Retractie van de peesuiteinden?**
>
> Bij bepaalde peesrupturen, onder andere bij een ruptuur van de flexorpezen van de vingers, ontstaat er retractie van de peesuiteinden. Met andere woorden, de peesstompen trekken zich terug waardoor ze niet zomaar weer aan elkaar kunnen groeien. Dit gebeurt niet bij de ruptuur van de extensorpees van de vinger, want deze pees zit op meer plekken aan de vinger vast, onder andere ter hoogte van het PIP-gewricht (fig. 15.2: *rode pijlen*).

15.3.1 Spalkinstructie aan de patiënt

De volgende instructies worden aan de patiënt gegeven tijdens de periode van immobilisatie:
- De spalk moet zes tot acht weken dag en nacht gedragen worden zonder dat de vingertop ook maar één keer gebogen wordt. Als het DIP-gewricht één keer gebogen wordt, begint het proces opnieuw.

15.3 · Conservatieve therapie

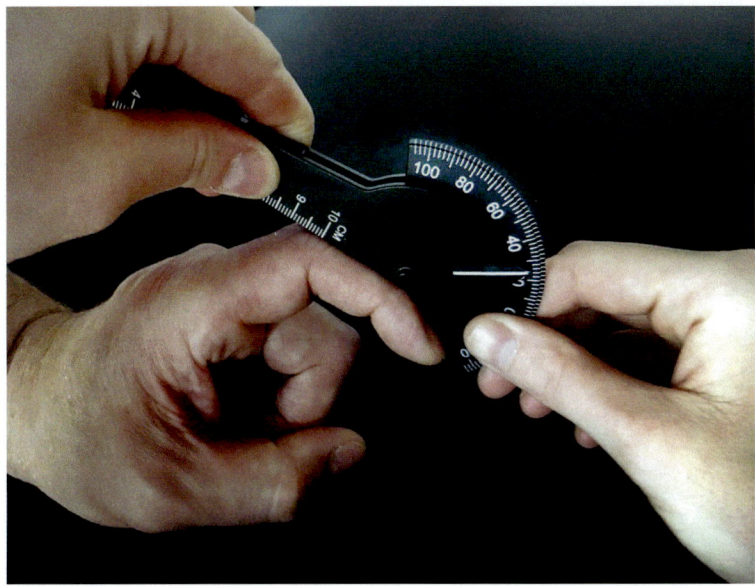

Figuur 15.4 Ter controle meet de therapeut iedere week de actieve DIP-extensie met een vingergoniometer

- De vinger en spalk moeten droog blijven, opdat de huid niet week wordt en gaat irriteren. Dit betekent dat de patiënt als hij zijn handen wast of doucht een waterdicht zakje om de vinger of hand draagt [5]. Als het toch nodig is om vinger en spalk te verzorgen, moet de vinger hierbij in hyperextensie gehouden worden, bijvoorbeeld door de vingertop op een tafel te laten steunen.
- De hand mag niet zwaar belast worden. Fysiek zware activiteiten kunnen beter vermeden worden.
- Om zwelling in de vinger te voorkomen of te verminderen is het verstandig de hand in eerste instantie vaak hoog te leggen en de andere vingers veel te bewegen.
- Bij klachten als roodheid, zwelling en/of pijn moet de patiënt contact op nemen met de (hand)fysiotherapeut.

15.3.2 Na de periode van continue immobilisatie

Na zes tot acht weken wordt het spalkje verwijderd en wordt voor het eerst bekeken in welke mate actieve extensie van het DIP-gewricht mogelijk is en of er geen *extensorlag* van het DIP-gewricht aanwezig is. Een extensorlag is actief extensieverlies van het gewricht.

Als het DIP-gewricht na de continue spalkperiode nog steeds in een (lichte) flexiestand staat, of als de patiënt tijdens de revalidatie daarna een extensorlag ontwikkelt, dient de spalk opnieuw enkele weken gedragen te worden. Ter controle meet de therapeut iedere week de actieve DIP-extensie met een vingergoniometer (fig. 15.4). Aanbevolen wordt om een verlengperiode van twee tot vier weken spalken aan te houden als er een extensorlag van meer dan 5 tot 10 graden optreedt [3, 6, 7]. Na de periode van opnieuw spalken wordt daarna nog langzamer de flexie van het DIP-gewricht opgebouwd (▶H. 16).

15.3.3 Complicaties

De volgende complicaties kunnen ontstaan:
- Een beperkte DIP-flexie.
- Een malunion/nonunion van de pees of van het botfragment.

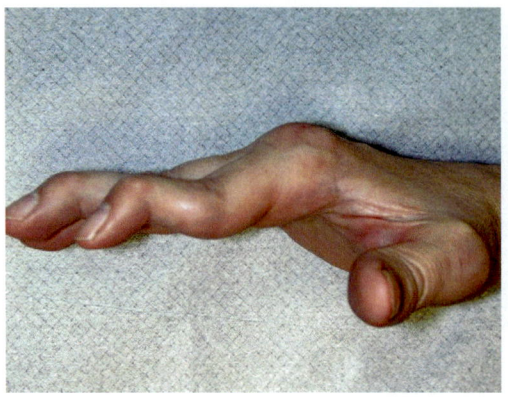

Figuur 15.5 Swan-neckdeformiteit

- Een extensorlag: als de strekpees in verlengde stand is genezen, ontstaat er een extensieverlies van het DIP-gewricht (fig. 15.7).
- Een recidief mallet finger.
- Een swan-neckdeformiteit (zwanenhalsdeformatie); deze kenmerkt zich door hyperextensie van het PIP-gewricht bij een flexiestand van het DIP-gewricht (fig. 15.5).

15.3.4 Swan-neckdeformiteit

Een swan-neckdeformiteit is een beruchte vingerafwijking die kan ontstaan na een mallet finger. Een swan-neckdeformiteit wordt gekenmerkt door flexie van het DIP-gewricht in combinatie met hyperextensie van het PIP-gewricht (fig. 15.5). Deze hyperextensie ontstaat door een disbalans tussen flecterende en extenderende krachten op de falangen.

Het volgende mechanisme kan optreden na een mallet finger (fig. 15.6):
- De flecterende kracht van de diepe vingerbuiger op het PIP-gewricht is duidelijk verminderd doordat lichte contractie van de spier in eerste instantie leidt tot flexie van het DIP-gewricht. Het PIP-gewricht heeft dus de neiging meer in gestrekte stand te blijven en zal pas later flecteren.
- Contractie van de vingerextensoren leidt tot extensie van het PIP-gewricht: de intacte centrale slip van de extensorpees insereert immers aan de middelste falanx. De extenderende krachten op het PIP-gewricht nemen hierdoor toe en het gewricht neigt naar hyperextensie.
- Deze neiging tot extensie veroorzaakt trekkrachten op de volaire plaat (palmaire ligament) van het PIP-gewricht, met als gevolg – op termijn – laxiteit, hyperextensie en het beeld van een zwanennek (swan-neckdeformiteit).

15.4 Resultaten van conservatief beleid

Vaak blijft er na conservatieve behandeling van de mallet finger uiteindelijk toch nog een geringe actieve strekbeperking in het DIP-gewricht bestaan (fig. 15.7). Dit is voor de handfunctie niet zo van belang. In hoeverre een uiteindelijke extensiebeperking acceptabel is, varieert in de literatuur van 10 tot 25 graden [3]. Uiteraard wordt altijd met de patiënt overlegd wat nog acceptabel is. Eventueel kan de spalktherapie met nog enkele weken verlengd worden. Dit kan vaker herhaald worden, zelfs tot zes maanden na het trauma.

15.5 Operatieve therapie

Zelden wordt een mallet finger operatief behandeld. Dit gebeurt in de volgende gevallen:
- Er is sprake van een avulsiefractuur met een fragment dat groter is dan 30 % van het gewrichtsoppervlak waarbij er een dislocatie bestaat van meer dan 2 mm.
- Er is sprake van een scherp/open letsel.
- Bij een beroepsmusicus of een topsporter voor wie een volledige vingerextensie zeer belangrijk is.
- Soms: bij herhaaldelijk keren falen van conservatieve therapie.

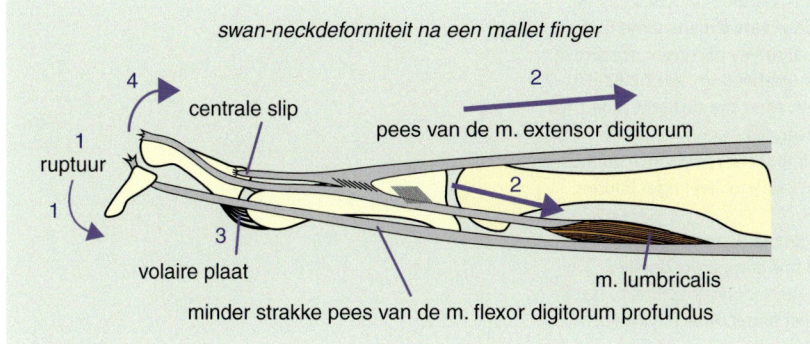

Figuur 15.6 Swan-neckdeformiteit als gevolg van een mallet finger. (1) Ruptuur van de extensorpeesinsertie aan de distale falanx (mallet finger) met een flexiestand van het DIP-gewricht. De pees van de m. flexor digitorum profundus staat hierdoor minder strak. (2) Overmatige tractie van de m. extensor digitorum en van de intrinsieke handspieren aan hun insertie op de middelste falanx. (3) Overrekking van de volaire plaat van het PIP-gewricht. (4) Hyperextensie van het PIP-gewricht

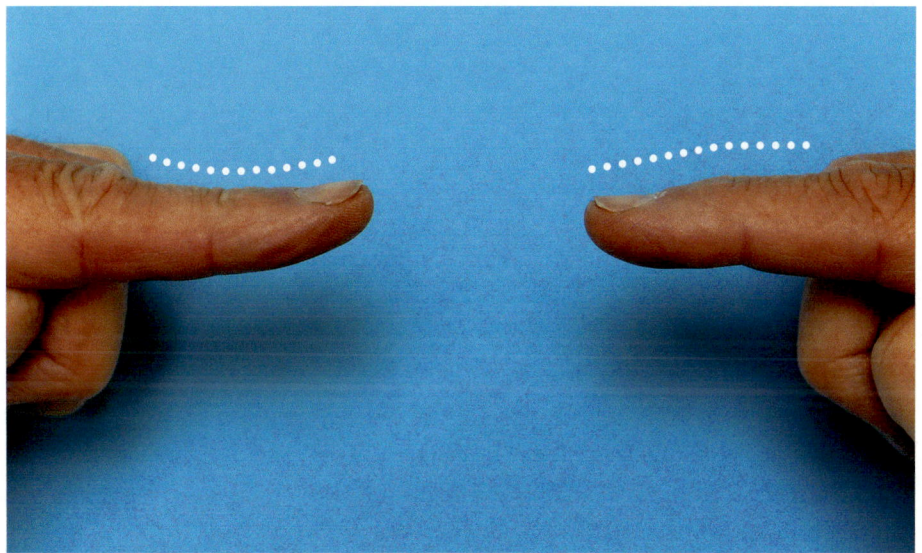

Figuur 15.7 Zeer geringe rechtszijdige extensiebeperking van het DIP-gewricht bij een 54-jarige man, 40 jaar na een mallet finger als gevolg van een 'zakmesletsel'

15.6 Nadere informatie

Nadere informatie over dit onderwerp is te vinden in een eerdere uitgave van Orthopedische casuïstiek:

— *Onderzoek en behandeling van middenhand en vingers*, ►H. 5 en 6.

Literatuur

1. Alla SR, Deal ND, Dempsey IJ. Current concepts: mallet finger. Hand (NY). 2014;9(2):138–44.
2. Nederlands Huisartsen Genootschap: NHG-standaard hand- en polsklachten.
3. Howell JW, Hirth M, Van Strien G, Bassini L, Devan D. Mallet fingers around the globe: does one best method for immobilisation and mobilisation exist? Part II. IFFSH-ezine. 2014;4(3):26–34.

4. Tolkien Z, Potter S, Burr N, Gardiner MD, Blazeby JM, Jain A, Henderson J. Conservative management of mallet injuries: a national survey of current practice in the UK. J Plast Reconstr Aesthet Surg. 2017;70(7):901–7.
5. Van Lieshout J, Ritt MJPF. Atlas van de hand. Baarn: HB uitgevers; 2007. ▶Hoofdstuk 4.
6. Groth G, Wilder D. The impact of compliance on the rehabilitation of patients with mallet finger injuries. J Hand Ther. 1994;7:21–4.
7. O'Brien L, Bailey M. Single blind, prospective, randomized controlled trial comparing dorsal aluminum and custom thermoplastic splints to stack splint for the acute mallet finger. Arch Phys Med Rehabil. 2011;92:191–8.

Oefenprogramma mallet finger

Patty Joldersma

16.1 Inleiding – 120

16.2 Oefeningen – 120
16.2.1 FDS-oefening/flexie PIP-gewricht – 120
16.2.2 DIP-flexie en extensie – 120
16.2.3 Een vuist maken – 122
16.2.4 Coördinatieoefeningen/functionele oefeningen – 123

16.3 Opbouw van de oefeningen – 123

Literatuur – 124

© Bohn Stafleu van Loghum is een imprint van Springer Media B.V., onderdeel van Springer Nature 2020
K. van Nugteren en P. Joldersma (Red.), *Fysiotherapie bij peesaandoeningen*, Orthopedische casuïstiek,
https://doi.org/10.1007/978-90-368-2422-4_16

16.1 Inleiding

Bij de revalidatie van de mallet finger [1] wordt de DIP-flexie zeer geleidelijk en voorzichtig – met ongeveer 10 graden per week – opgebouwd. Er moet altijd binnen de pijngrenzen geoefend worden. De patiënt maakt hiervoor gebruik van speciaal oefenmateriaal. Goede mogelijkheden hiervoor zijn:

— Oefenblokjes, gemaakt van thermoplast, hout of MDF (◘ fig. 16.1). In de oefenblokjes kunnen diverse flexiehoeken uitgezaagd of gesneden zijn zodat tijdens het oefenen een bepaalde flexiehoek van de aangedane vinger niet overschreden kan worden.
— Cilinderbuisjes of ringen van diverse maten. Hieromheen plaatst de patiënt de aangedane vinger. Er kan worden begonnen met een grote diameter. Wekelijks wordt een kleinere cilinder gebruikt. Diverse soorten kinderspeelgoed, flessen of kopjes/bekers van verschillende maten kunnen ook hiervoor gebruikt worden (◘ fig. 16.1).

Het oefenmateriaal kan meegegeven worden aan de patiënt om thuis mee te oefenen. Er kunnen ook andere functionele voorwerpen gebruikt worden om de DIP-flexie geleidelijk op te bouwen [2], waarbij de therapeut steeds vooraf met een goniometer meet hoeveel graden flexie het object toelaat.

16.2 Oefeningen

In de periode dat het DIP-gewricht is geïmmobiliseerd, mag de patiënt alleen de FDS-oefening (▶ par. 16.2.1) uitvoeren. Alle andere oefeningen (▶ par. 16.2.2 t.e.m. 16.2.4) worden volgens een strak schema (▶ par. 16.3) uitgevoerd in de periode na de immobilisatie.

16.2.1 FDS-oefening/flexie PIP-gewricht

Zie ◘ fig. 16.2.

De FDS is niet aangedaan en mag dus al worden geoefend tijdens de immobilisatieperiode. Dit wordt gedaan om een contractuur in het PIP-gewricht te voorkomen.

Uitvoering:
— De niet-aangedane vingers worden passief in extensie gehouden. Hiermee voorkomt men dat er trekkrachten op de FDP-pees worden uitgeoefend. Trekkrachten op de FDP-pees zijn vooral gedurende de eerste weken ongewenst omdat hiermee het DIP-gewricht enigszins in flexie kan worden getrokken in de spalk en het risico op een re-ruptuur dan het grootst is.
— Na de immobilisatieperiode mag men dezelfde oefening ook uitvoeren zonder spalk.

16.2.2 DIP-flexie en extensie

Zie ◘ fig. 16.3.

Deze oefeningen zijn bedoeld om de lengte en belastbaarheid van de extensorpees weer zeer geleidelijk te normaliseren. Door de immobilisatie in extensie kan er namelijk een verkorting optreden waardoor er trekkrachten op de extensorpees ontstaan bij het buigen van de vinger.

Met gebruikmaking van de hulpstukken wordt het aangedane vingertopje in een rustig tempo gebogen en vervolgens langzaam actief gestrekt. Dit alles gebeurt binnen de pijngrenzen. Lichte spanning mag ervaren worden, maar niet te veel. De hulpstukken (oefenblokjes of cilinders) voorkomen dat de vinger te sterk buigt. De flexie wordt heel geleidelijk, 10 graden per week, opgebouwd van 0 graden in het begin van de revalidatie naar maximale flexie aan het eind van de revalidatie.

Het is belangrijk dat de vinger actief strekt vanuit de toegestane flexiestand. Dit is nodig om de strekpees sterker te maken. De belastbaarheid van de pees neemt toe als peescollageen in de juiste richting belastingen ervaart. Als de strekking van de pees alleen passief gebeurt, blijft de pees zwak en is de kans op een re-ruptuur na de opbouwperiode groter. Dit komt omdat er dan plotseling grote krachten op de nog slecht belastbare pees komen te staan.

16.2 · Oefeningen

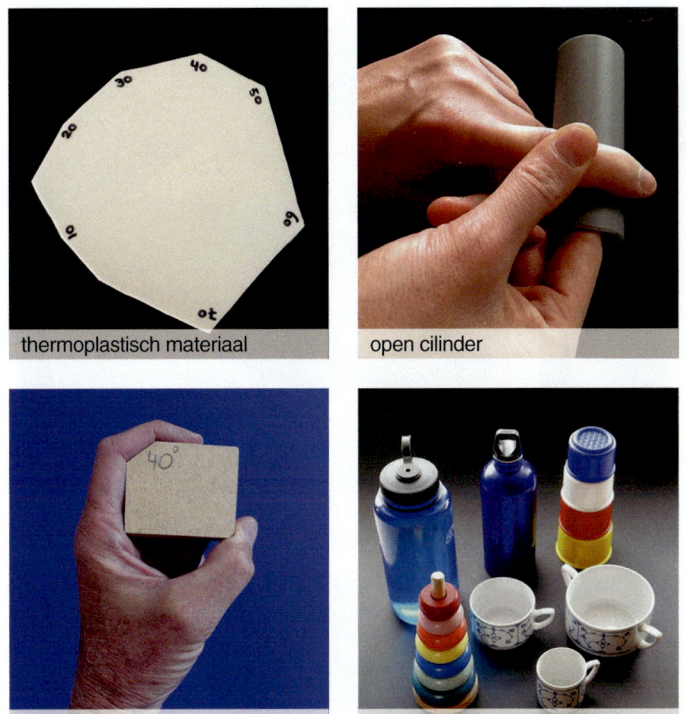

Figuur 16.1 Voorbeelden van oefenmateriaal

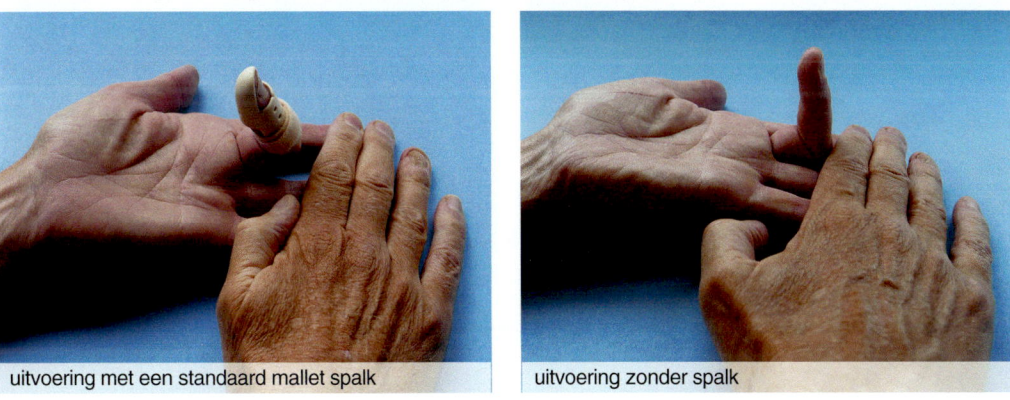

Figuur 16.2 Oefening voor de FDS en de flexie van het PIP-gewricht

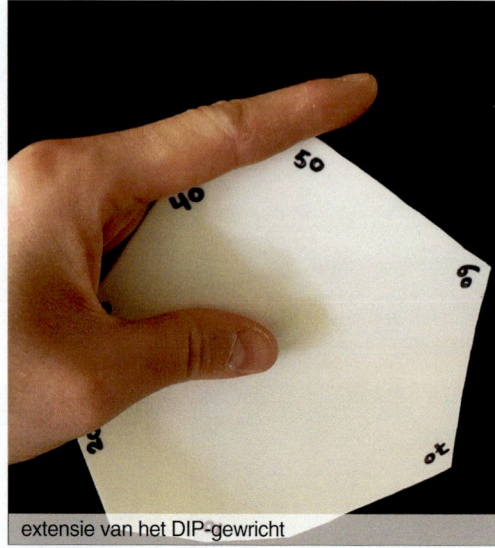
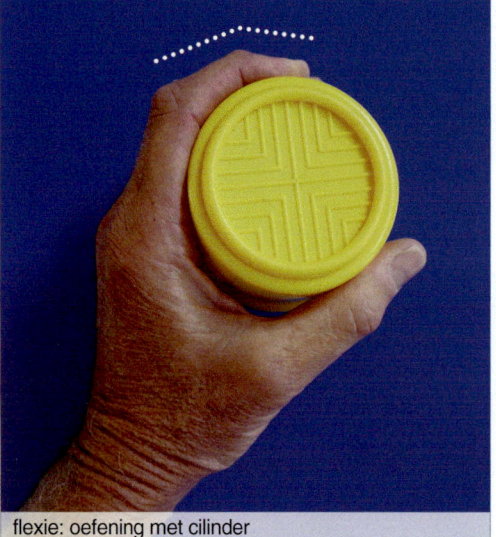
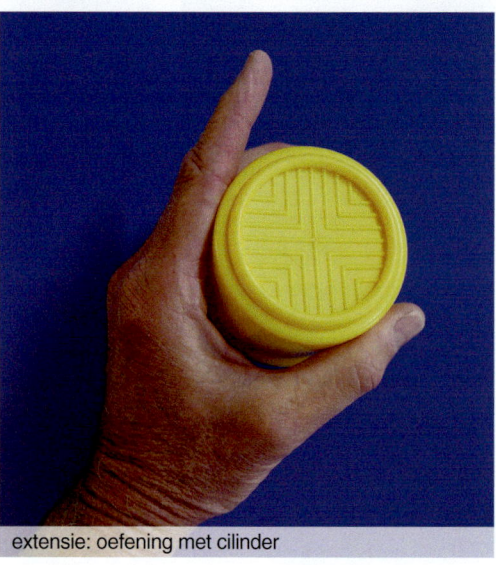

Figuur 16.3 Uitvoering van de flexie-extensie-oefening van de aangedane vinger

16.2.3 Een vuist maken

Zie fig. 16.4.

Aangeraden wordt om vanaf week 7 te beginnen met regelmatig een 'dakje' te maken, in week 9 een platte vuist, in week 11 de hoekvuist en ten slotte na week 12 ook de volledige vuist.

Pas op het eind van de revalidatie is het van belang dat de patiënt weer een volledige vuist kan maken. Dan zijn de trekkrachten op de extensorpees immers het grootst.

Deze oefeningen zijn bedoeld om de lengte en belastbaarheid van de extensorpees weer te normaliseren, de pezen te laten verglijden en om de DIP-flexie te mobiliseren.

16.3 · Opbouw van de oefeningen

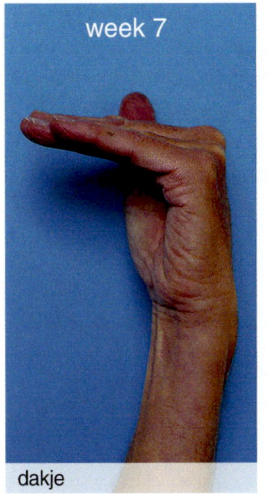
week 7 — dakje

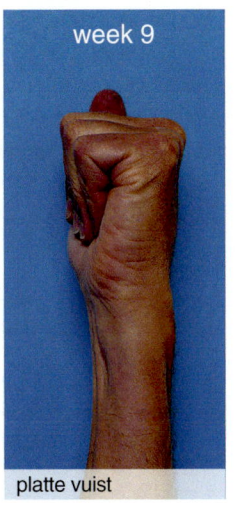
week 9 — platte vuist

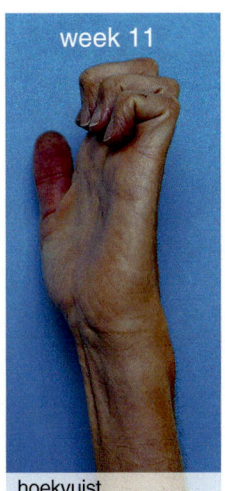
week 11 — hoekvuist

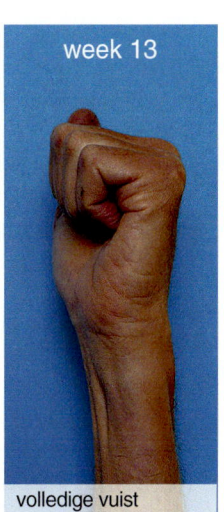
week 13 — volledige vuist

Figuur 16.4 Vier vuisten

16.2.4 Coördinatieoefeningen/functionele oefeningen

Talloze coördinatieoefeningen zijn mogelijk waarbij een steeds grotere mate van flexie van het DIP-gewricht gevraagd wordt. Enkele voorbeelden:
- Spreiden-sluiten van de vingers (statisch actieve extensie DIP).
- Knikkers of andere kleine voorwerpen verplaatsen.
- Knikkers of andere kleine voorwerpen oppakken met de vingers en verzamelen in de hand (meer flexie van de vingers is hierbij nodig).
- Muntje oppakken tussen duim en aangedane vinger en verplaatsen op tafel.
- Kaartspel spelen of pakje kaarten één voor één op tafel leggen.
- Met vingers op tafel trommelen.
- Vingers naar de duim bewegen.
- Bladzijden omslaan van een tijdschrift of boek.
- Papier tot een prop maken met de aangedane hand.
- Twee grote knikkers ronddraaien in de hand.
- Veters strikken.

16.3 Opbouw van de oefeningen

Er bestaan diverse protocollen voor het beleid na een mallet finger. Het volgende schema is gebaseerd op verschillende protocollen en op een gemiddelde patiënt die de spalk zes weken draagt. Het schema moet dus gezien worden als voorbeeld.

- **Week 1–6**
- De FDS-oefening in de spalk. Enkele keren per dag uitvoeren (▶ par. 16.2.1).
- De spalk mag niet afgedaan worden.

- **Week 7–8**
- FDS-oefening/flexie PIP-gewricht. 10 herhalingen, 3 tot 5 keer per dag (▶ par. 16.2.1).
- Een dakje van de hand maken zonder kracht te zetten: 10 keer 5 seconden aanhouden, 2 keer per dag (◘ fig. 16.4).
- DIP-flexie 10 graden, opbouwend naar 20 graden: 10 keer, 5 seconden vasthouden, 3 tot 5 keer per dag (▶ par. 16.2.2).
- De spalk mag alleen af tijdens de oefenmomenten en tijdens rustmomenten thuis.

- **Week 9–10**
  - DIP-flexie 20 graden opbouwen naar 40 graden: 10 keer, 5 seconden vasthouden, 3 tot 5 keer per dag.
  - Coördinatie-oefeningen met een lichte mate van flexie van het DIP-gewricht (▶par. 16.2.4).
  - Platte vuist maken zonder kracht te zetten: 10 keer 5 seconden aanhouden, 2 keer per dag (◘fig. 16.4).
  - Geleidelijke opbouw van de belasting van de hand tijdens lichte huishoudelijke werkzaamheden.
  - De spalk mag af tijdens lichte werkzaamheden. De spalk wordt wel gedragen tijdens sporten, fysiek zwaar werk en 's nachts.

- **Week 11–12**
  - DIP-flexie 40 graden opbouwen naar 60 graden: 10 keer, 5 seconden vasthouden, 3 tot 5 keer per dag (▶par. 16.2.2).
  - Coördinatie-oefeningen waarbij een DIP-flexie tot 60 graden wordt gevraagd, zoals een prop maken met één hand, kleine propjes maken met één hand, grote knikkers ronddraaien in de hand, veters strikken enzovoort (▶par. 16.2.4).
  - Hoekvuist maken zonder kracht te zetten: 10 keer 5 seconden aanhouden, 2 keer per dag (◘fig. 16.4). Deze oefening wordt alleen uitgevoerd als het niet pijnlijk is. Er ontstaat enige rek op de extensorpees.
  - Functioneel inschakelen van de hand bij dagelijkse activiteiten.
  - Geleidelijke opbouw van zwaardere activiteiten, zonder explosieve krachten op de vinger.

- **Na 12 weken**
  - Een volle vuist maken, eerst zonder kracht te zetten (◘fig. 16.4).
  - Knijpkracht rustig opbouwen in de weken na de opbouwperiode. Tijdens de opbouwperiode wordt geen aandacht besteed aan de flexiekracht van de vingers in verband met het risico op een extensielag.
  - De spalk hoeft niet meer gedragen te worden. Wel is het verstandig de vinger tot een half jaar na het trauma in te tapen bij contactsporten of explosieve sporten.
  - Volledig belasten bij activiteiten in het dagelijks leven is nu toegestaan.

Literatuur

1. Schreuder T. Handtherapeutisch protocol mallet vinger. 2004.
2. Howell JW, Hirth M, Van Strien G, Bassini L, Devan D. Mallet fingers around the globe: does one best method for immobilisation and mobilisation exist? Part II. IFFSH-ezine. 2014;4(3):26–34.

Boutonnièredeformiteit

Koos van Nugteren

17.1 Voorbeeldcasus – 126
17.1.1 Bevindingen bij onderzoek, drie weken na het begin van de klachten – 126

17.2 Bespreking – 126
17.2.1 Etiologie – 126
17.2.2 Natuurlijk beloop – 127

17.3 Conservatieve therapie – 128
17.3.1 Revalidatie – 128

17.4 Operatieve therapie – 128

Literatuur – 129

© Bohn Stafleu van Loghum is een imprint van Springer Media B.V., onderdeel van Springer Nature 2020
K. van Nugteren en P. Joldersma (Red.), *Fysiotherapie bij peesaandoeningen*, Orthopedische casuïstiek,
https://doi.org/10.1007/978-90-368-2422-4_17

17.1 Voorbeeldcasus

Een 68-jarige man kreeg in de loop van enkele dagen bij het pianospelen steeds meer last van de linkermiddelvinger. Hij speelde graag muziek, maar beschouwde pianospelen ook als een oefening voor zijn linkerhand. Hij was enkele jaren geleden getroffen door een milde CVA waarbij lichte uitvalsverschijnselen in de linkerarm waren ontstaan. De linkerhand voelde nog altijd een beetje stijf.

Twee weken na het begin van de klachten kostte het hem, door de pijn, moeite om de muziekstukken nog correct te spelen. Hij besloot een arts te raadplegen. Daar kreeg hij een verwijzing voor een afspraak bij een plastisch chirurg. Deze afspraak was echter pas een maand later. Daarom besloot de patiënt om alvast een fysiotherapeut te raadplegen voor advies.

17.1.1 Bevindingen bij onderzoek, drie weken na het begin van de klachten

- Nauwkeurige inspectie toont in rust een zeer geringe flexiestand van het proximale interfalangeale gewricht (PIP-gewricht) en een zeer geringe extensiestand van het distale interfalangeale gewricht (DIP-gewricht). Het verschil is het best te zien als beide handen met elkaar worden vergeleken. Het was de patiënt zelf ook opgevallen. Volgens de patiënt was deze stand in de laatste drie weken ontstaan (◘ fig. 17.1).
- De middelvinger is ter plaatse van het PIP-gewricht iets warmer dan aan de heterolaterale zijde. Ook is het gewricht iets dikker.
- De pijn in de middelvinger bevindt zich rond het PIP-gewricht.
- Actief bewegen van de vinger: eindstandige flexie en extensie zijn pijnlijk en iets beperkt.
- Passieve flexie en extensie: eindstandig pijnlijk. De passieve mobiliteit is normaal.
- Weerstandstests pols en vingers: alleen extensie van de middelvinger vanuit een geflecteerde stand is enigszins verzwakt.
- Palpatie: er is drukpijn rond het PIP-gewricht.

17.2 Bespreking

Een flexiestand van het PIP-gewricht in combinatie met een extensiestand van het DIP-gewricht noemt men een boutonnièredeformiteit of boutonnièremalformatie[1]. Deze wordt meestal veroorzaakt door het afscheuren van de centrale slip van de vingerextensorpees (◘ fig. 17.2) van de middelste falanx, al of niet met avulsie van een botfragment [1]. Door de ruptuur ontstaat inflammatie met pijn. Verder kan het PIP-gewricht minder goed in extensie gehouden worden. De aandoening is vaak niet direct goed zichtbaar omdat de extensorpees via de zijslippen nog wel aanhecht aan de distale falanx. Pas als de beide zijslippen – na verloop van tijd – naar zijwaarts afglijden (◘ fig. 17.2) ontstaat een duidelijke flexiestand van het PIP-gewricht (◘ fig. 17.3). Dit kan enkele dagen tot weken duren [1]. Alle kracht van de m. extensor digitorum zal nu overgebracht worden op de – naar palmair afgegleden – laterale slippen en leiden tot flexie van het proximale en hyperextensie van het DIP-gewricht. Het is belangrijk te voorkomen dat dit fenomeen zich voordoet of erger wordt dan het is. Vroege diagnostisering en een snelle behandeling van de aandoening zijn uiterst belangrijk om definitief functieverlies te voorkomen.

17.2.1 Etiologie

Een ruptuur of avulsie van de centrale strekpees kan op verschillende manieren ontstaan:
- Spontaan, bijvoorbeeld door overbelasting van een verzwakte pees; dit was het geval bij de casus uit dit hoofdstuk. Vroege diagnostiek is hierbij lastig maar essentieel voor het vervolg van de aandoening.
- Traumatisch, bijvoorbeeld tijdens sporten zoals handbal of volleybal waarbij de bal onverwacht hard een gebogen vinger raakt.
- Snijwonden waarbij de pees doorgesneden is.

---

1 Boutonnière: Frans woord voor knoopsgat of incisie.

17.2 · Bespreking

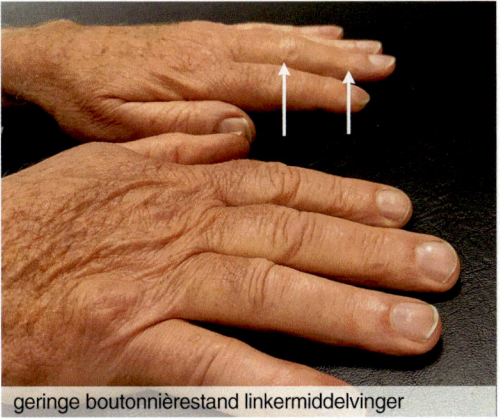
geringe boutonnièrestand linkermiddelvinger

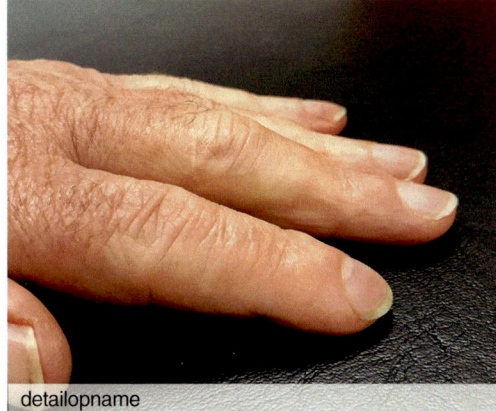
detailopname

◘ **Figuur 17.1** Nauwkeurige inspectie van de linkerhand toont in rust een geringe flexiestand van het PIP-gewricht en een geringe extensiestand van het DIP-gewricht

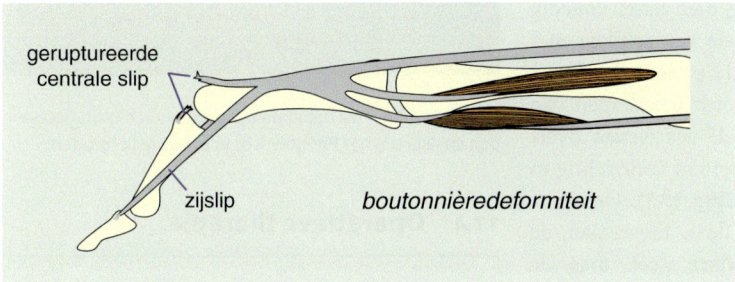

◘ **Figuur 17.2** Een boutonnièredeformiteit wordt meestal veroorzaakt door een ruptuur van de centrale slip van de vingerextensor. Pas als de beide zijslippen – na verloop van tijd – naar zijwaarts afglijden, ontstaat een duidelijke flexiestand van het PIP-gewricht

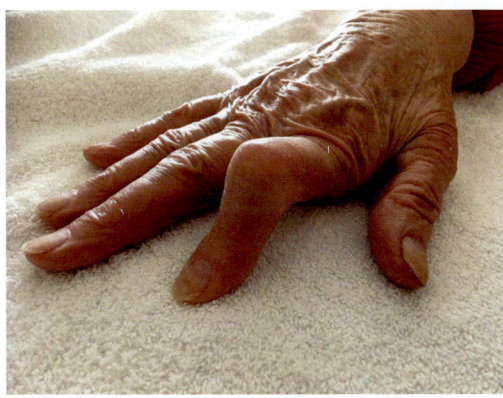

◘ **Figuur 17.3** Voorbeeld van een ernstige boutonnièredeformiteit

17.2.2 Natuurlijk beloop

Soms wordt de aandoening te laat herkend en ontstaat er toch een duidelijke standsafwijking van de vinger. Dit hoeft niet altijd tot grote problemen te leiden. Actieve flexie is namelijk nog mogelijk. Men kan dus nog een vuist maken om voorwerpen te pakken [2]. De aandoening leidt tot duidelijk minder functieverlies dan de swan-neckdeformiteit (▶H. 1.11.1 en ▶H. 15.3.4), die gekenmerkt wordt door een extensiestand van het PIP-gewricht en een flexiestand van het DIP-gewricht. De grijpfunctie is hierbij wel duidelijk verstoord.

17.3 Conservatieve therapie

De behandeling bestaat uit het dragen van een spalkje (◘ fig. 17.4) dat het PIP-gewricht in een extensiestand gefixeerd houdt. De zijslippen blijven hierdoor aan de dorsale zijde gelokaliseerd en de centrale slip kan zich gemakkelijker herstellen doordat de beide peesstompen zich dichter bij elkaar bevinden. Het spalkje wordt minimaal gedurende zes weken gedragen.

17.3.1 Revalidatie

De revalidatie van de boutonnièredeformiteit komt grotendeels overeen met de revalidatie van de mallet finger (►H. 16). Als de patiënt na zes weken spalken de vinger nog niet actief volledig kan strekken, wordt de periode van spalken met enkele weken verlengd. Als de patiënt de vinger wel volledig kan strekken, wordt het dragen van de spalk in de daaropvolgende zes weken overdag afgebouwd en het PIP-gewricht voorzichtig in flexierichting gemobiliseerd (◘fig. 17.5). De eerste week is maximaal 15 graden flexie toegestaan, de tweede week 30 graden. Iedere week mag de patiënt het PIP-gewricht 15 graden verder buigen, totdat in de zesde week 90 graden flexie behaald is.
Uitvoering van de oefening:
- De patiënt buigt en strekt de vinger actief in het PIP-gewricht, met behulp van dezelfde hulpstukken die beschreven staan in ►H. 16 bij de revalidatie van de mallet finger.
- Frequentie: 3 tot 5 keer per dag, 5 seconden vasthouden.
- De patiënt bouwt het dragen van de spalk af volgens het schema uit ►H. 16: hij mag coördinatieoefeningen doen, een vuist maken en de hand inschakelen tijdens activiteiten in het dagelijks leven.

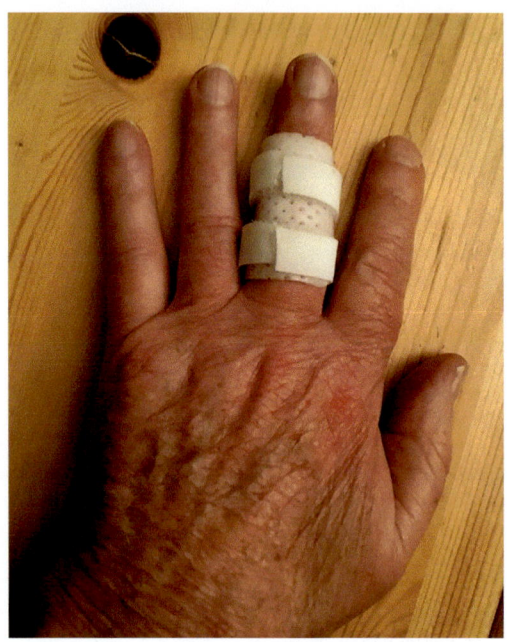

◘ **Figuur 17.4** De behandeling bestaat uit het dragen van een spalkje om het PIP-gewricht in extensie te houden

17.4 Operatieve therapie

Slechts in enkele gevallen wordt de aandoening operatief behandeld. Dit gebeurt bijvoorbeeld in geval van een trauma waarbij de pees is doorgesneden, of wanneer conservatief beleid onvoldoende resultaat heeft opgeleverd.

De resultaten van een operatie bij een al lang bestaande boutonnièredeformiteit zijn meestal teleurstellend [1].

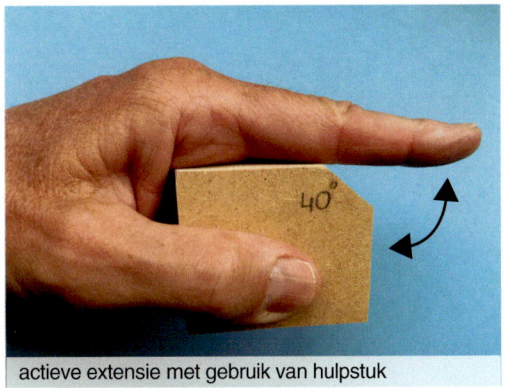 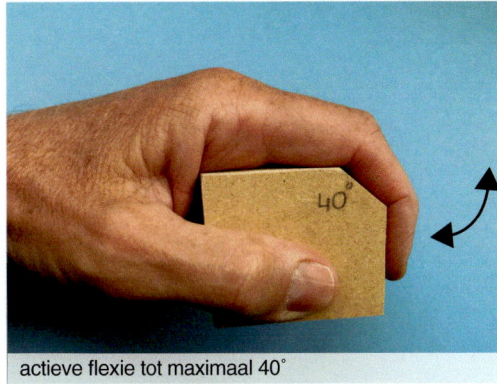

actieve extensie met gebruik van hulpstuk   actieve flexie tot maximaal 40°

Figuur 17.5 De patiënt buigt en strekt de vinger actief met behulp van hulpstukken

Literatuur

1. Van Lieshout J, Ritt MJPF. Atlas van de hand. Baarn: HB uitgevers; 2007. ▶Hoofdstuk 4.
2. Elzinga K, Chung KC. Managing swan neck and boutonniere deformities. Clin Plast Surg. 2019;46(3):329–37.

Multiple peesrupturen in de hand als gevolg van een zaagincident: een follow-up van 41 jaar

Koos van Nugteren

18.1 Voorbeeldcasus – 132

18.2 Status praesens – 134

18.3 Inspectie – 134

18.4 Passief bewegingsonderzoek – 135

18.5 Interpretatie – 135

18.6 Diagnose – 135

18.7 Therapie – 135

18.8 Follow-up – 136

18.9 Bespreking – 136

Literatuur – 136

© Bohn Stafleu van Loghum is een imprint van Springer Media B.V., onderdeel van Springer Nature 2020
K. van Nugteren en P. Joldersma (Red.), *Fysiotherapie bij peesaandoeningen*, Orthopedische casuïstiek,
https://doi.org/10.1007/978-90-368-2422-4_18

18.1 Voorbeeldcasus

Tijdens zaagwerkzaamheden duwde een 20-jarige man een plank met zijn hand stevig tegen de onderlaag terwijl een cirkelzaag op volle toeren de plank in de lengterichting doorzaagde. Om de plank aan beide kanten van de zaag goed te fixeren verplaatste hij op een bepaald moment zijn linkerhand van de ene kant van de draaiende cirkelzaag naar de andere kant. Hij begrijpt nog steeds niet hoe het kon gebeuren, maar tijdens deze manoeuvre 'aaide' hij over de bovenkant van de volop draaiende cirkelzaag[1].

Hierdoor ontstond een diepe snede door vier vingers van zijn rechterhand. De snede bevond zich aan de palmaire zijde, iets distaal van de metacarpofalangeale gewrichten. Toen hij zijn hand omdraaide om te kijken wat er 'kapot' was, vielen drie vingers (pink, ringvinger en wijsvinger) achterover.

Het letsel was zo diep, dat hij twijfelde of hij zijn vingers kon behouden. Hij liet zich direct naar het ziekenhuis brengen. Daar bleken alle chirurgen druk bezig te zijn met een andere patiënt. Na drie uur wachten werd de ernst van het letsel beoordeeld:
- De *pink* was op een stukje huid na, volledig los van de hand.
- Van de *ringvinger* waren de flexorpezen en het bot van de proximale falanx volledig door.
- Van de *middelvinger* waren de flexorpezen volledig door.
- Van de *wijsvinger* waren de flexorpezen en het bot van de proximale falanx volledig door.
- Bij de *duim* was alleen sprake van wekedelenletsel in het topje van de duim.

De patiënt werd geopereerd. De pink kon niet meer worden teruggeplaatst en werd als verloren beschouwd. Om de vorm van het resterende deel van de hand zo natuurlijk mogelijk te houden, werd een deel van het kopje van het os metacarpale V verwijderd. Hierdoor ontstond er geleidelijker overgang van ringvinger naar hand (◘ fig. 18.1).

Van de overige vingers wist men alleen de flexorpees van de – minst aangedane – middelvinger weer te hechten. Van de wijs- en ringvinger werd het bot in de juiste positie teruggeplaatst en gefixeerd. De flexorpezen konden op dat moment niet worden teruggeplaatst[2]. Dat betekent dat er een ernstig zone 2-letsel (zie bijlage I achterin het boek) van de flexorpezen van de wijsvinger en ringvinger bleef bestaan.

Re-implantatie

Onder normale omstandigheden is een re-implantatie[3] van bijvoorbeeld een afgezaagde vinger mogelijk na maximaal 6 à 12 uren warme en 12 à 18 uren koude ischemie [1]. Na een ongeval waarbij een of meer vingers worden afgerukt (of gezaagd) kan men de vinger(s) het beste in een lichtvochtig steriel gaas wikkelen en vervoeren bij 4° Celsius. Dit kan bijvoorbeeld in een koelbox met coldpacks of in een plastic zak met water en ijsblokjes. In dat laatste geval dient men vinger en gaas eerst in een plastic zakje te verpakken. De vinger mag geen contact maken met het ijs om vriesletsel te voorkomen [1].

In de maanden die volgden, was een aantal huidtransplantaties nodig vanwege een slecht genezende ontsteking en open wond aan de wijsvinger.

Na een half jaar besloot men tot een reconstructie van de flexorpezen van wijs- en ringvinger. Hiertoe werd de extensorpees van de middelste teen van de linkervoet gesplitst en het afgesplitste deel werd weggenomen. Deze autograft

---

[1] De patiënt had verzuimd om tijdens het zagen de beschermkap te gebruiken.

[2] Na een ruptuur van een flexorpees in een vinger is het belangrijk dat deze binnen enkele dagen operatief wordt gehecht. Daarna is het niet meer goed mogelijk om de sterk geretraheerde pees operatief op te pakken en naar de oorspronkelijke insertie (of distale peesstomp) toe te trekken.

[3] Re-implantatie = replantatie = het op zijn oorspronkelijke plaats terugbrengen van een verwijderd orgaan.

18.1 · Voorbeeldcasus

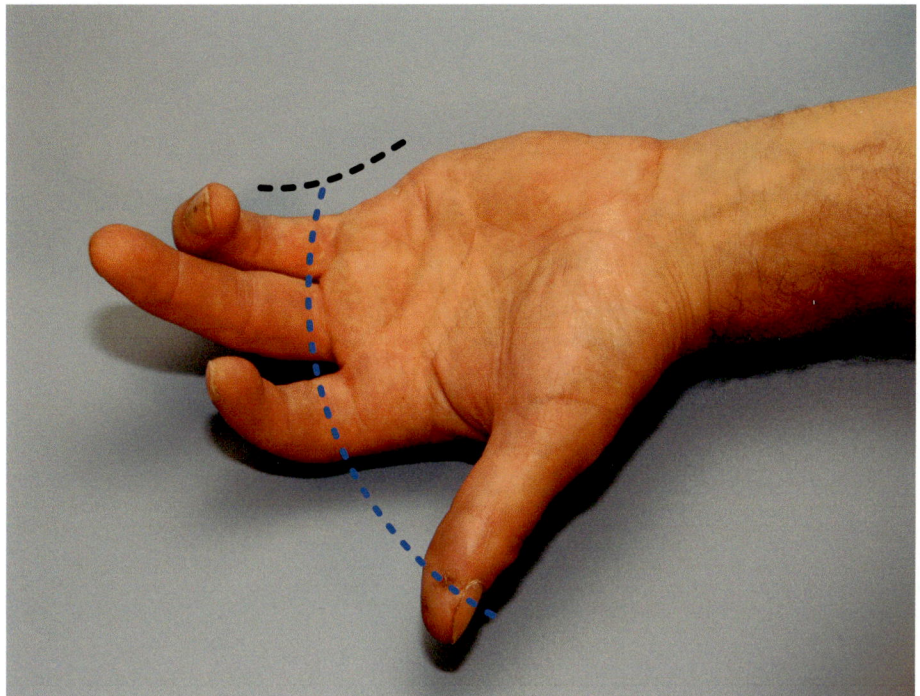

Figuur 18.1 Het kopje van het os metacarpale V werd als het ware 'afgeschuind' om de overgang van ringvinger naar hand geleidelijk te laten plaatsvinden (zwarte stippellijn). De blauwe stippellijn toont de locatie van het letsel

werd (nogmaals) gehalveerd en gebruikt voor de reconstructie van de geruptureerde flexorpezen van wijs- en ringvinger. De autografts verbonden de stompen van de (tot in de handpalm geretraheerde) pezen van de m. flexor digitorum profundus met de peesstompen die nog aan de distale vingerkootjes vastzaten.

Transplantatie van deze autografts zorgt helaas niet vanzelf voor volledig mechanisch herstel van de bewegingen van de betreffende vingers. Er kunnen zich allerlei problemen voordoen:

- De contraheerbaarheid van de m. flexor digitorum profundus vermindert in de loop van een half jaar: de spier bevindt zich na zo lange tijd in een gecontraheerde toestand en heeft dus niet meer de oorspronkelijke spierlengte. Hiermee zal het traject waarover de vingers kunnen buigen duidelijk verminderd zijn. Voor deze patiënt kan dat problemen geven aangezien hij zijn (houtbewerking)werkzaamheden wil voortzetten. Om toch een zekere mate van grijpfunctie terug te krijgen wordt besloten de lengte van de pees vrij kort te houden, zodat in rusttoestand de vinger al enigszins gebogen is. Hiermee wordt de grijpfunctie gemakkelijker.
- Er kan – na een geïsoleerde ruptuur van de pees van de m. flexor digitorum profundus – een zogeheten *intrinsic plus finger* of lumbricalis plus-vinger (fig. 18.2b) ontstaan. Hierbij zal bij contractie van de m. flexor digitorum profundus geen flexie, maar juist extensie optreden in de interfalangeale gewrichten. Dit kan alleen gebeuren als de pees van de m. lumbricalis nog intact is. Het werkt als volgt: bij contractie van de m. flexor digitorum profundus wordt niet alleen getrokken aan de diepe flexorpees van de vinger, maar ook aan de pees van de m. lumbricalis. Deze heeft immers zijn oorsprong aan de pees van de m. flexor digitorum profundus in de

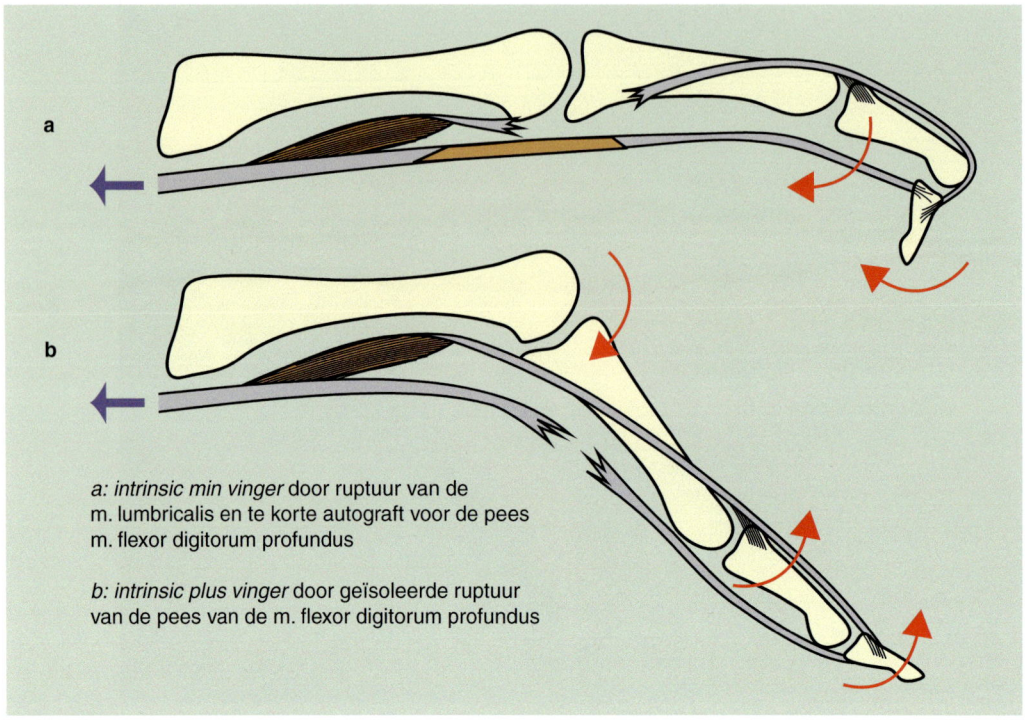

◘ **Figuur 18.2** Mechanisme voor het ontstaan van een lumbricalis (intrinsic) min-vinger (**a**) en een lumbricalis (intrinsic) plus-vinger (**b**) (naar Parkes 1971) [2]

handpalm. Het gevolg is (als de diepe flexorpees geruptureerd of te lang is): flexie in de metacarpofalangeale gewrichten en *extensie* in de interfalangeale gewrichten (◘fig. 18.2b). De kans op een lumbricalis plus-vinger is bij deze patiënt niet zo groot, aangezien de pezen van de mm lumbricales vermoedelijk ook geruptureerd zijn. Voor meer oorzaken van een lumbricalis plus-vinger: zie bijlage II achterin het boek.

- De m. flexor digitorum superficialis kon bij deze patiënt niet hersteld worden. De functie van de hand zal dus nooit meer zo worden als voorheen het geval was.

Na de operatie volgde enkele maanden van revalidatie, begeleid door een fysiotherapeut. Patiënt is – na enkele maanden – tamelijk tevreden over de functie van de middel- en ringvinger. De functie van de wijsvinger vindt hij echter niet voldoende. Hij bezoekt hiervoor nogmaals de specialist.

18.2 Status praesens

De patiënt heeft problemen met het pakken van voorwerpen tussen duim en vinger. Dit komt doordat het topje van de wijsvinger te sterk gebogen staat, ook in rust. Hierdoor kan hij zijn werkzaamheden – nog steeds veel zaagwerk – niet goed uitvoeren.

Verder bestaat er nog een doof gevoel in een deel van de vingers, wat vooral lastig is bij het hanteren van kleine voorwerpen zoals knoopjes, spijkers, schroefjes en dergelijke.

18.3 Inspectie

Het distale interfalangeale gewricht (DIP-gewricht) van de wijsvinger staat in extreme flexie. Beweging van het topje van de vinger is daardoor

18.7 · Therapie

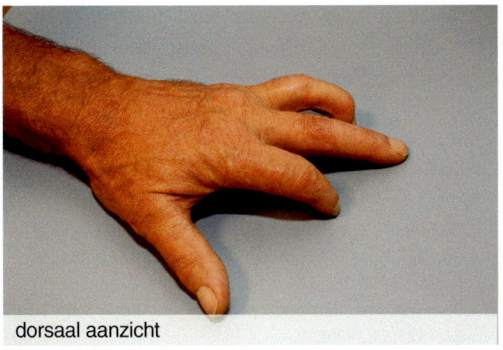
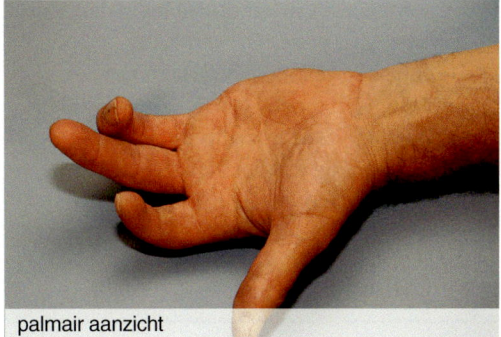

dorsaal aanzicht

palmair aanzicht

Figuur 18.3 Er werd besloten het DIP-gewricht van de wijsvinger te verwijderen en de falangen vast te zetten in een iets gebogen positie. De twee foto's tonen de situatie 41 jaar na het incident

nauwelijks mogelijk. Het proximale interfalangeale gewricht (PIP-gewricht) functioneert wel redelijk goed.

18.4 Passief bewegingsonderzoek

Het onderzoek naar de passieve bewegingsmogelijkheden toont voldoende mobiliteit in alle vingergewrichten. Ook het topje van de wijsvinger kan *passief* gestrekt worden bij flexie van de andere vingergewrichten.

18.5 Interpretatie

Passief kan het distaal interfalangeaal gewricht gestrekt worden. De schijnbare 'flexiecontractuur' van het distaal interfalangeale gewricht van de wijsvinger is dus niet artrogeen van aard maar musculair. Het probleem kan op twee manieren verklaard worden:
- Bij de operatie is vermoedelijk een iets te korte autograft getransplanteerd.
- Geïsoleerde contractie van de diepe flexor van de vinger heeft een te groot mechanisch effect op het distale kootje. Bij een normaal functionerende vinger wordt de flexie gecontroleerd door gelijktijdig spannen van de dorsale aponeurose van de vinger: het spannen van de dorsale aponeurose wordt onder andere

tot stand gebracht door de pees van de m. lumbricalis. Deze pees is echter geruptureerd. Eigenlijk zou je kunnen spreken van een *intrinsic min finger*[4] (fig. 18.2a).

18.6 Diagnose

Er is sprake van een flexiestand van het DIP-gewricht als gevolg van een te korte pees (autograft) van de m. flexor digitorum profundus. Het gevolg is een intrinsic min finger.

18.7 Therapie

Aangezien conservatief beleid (langdurig spalken en rekoefeningen) geen oplossing voor het probleem was, wordt nu besloten tot een rigoureuzere maatregel: het distale interfalangeale gewricht wordt operatief volledig verwijderd en de middelste en distale falanx worden in een licht gebogen stand aan elkaar vastgemaakt. De vinger is nu iets korter geworden (fig. 18.3). Hiermee worden twee problemen opgelost:
- De pees van de m. flexor digitorum profundus (de autograft) staat hierdoor minder op spanning dan voorheen. De insertie is door

---

4 De term *intrinsic min finger* wordt ook vaak gebruikt in de Engelse literatuur als er sprake is van een n. ulnarisverlamming met krachtsvermindering of uitval van intrinsieke handspiertjes.

het verdwijnen van het distaal interfalangeale gewricht naar proximaal verplaatst.
- De onhandige extreme buigstand van het distaal interfalangeaal gewricht is verdwenen. De keerzijde is: de wijsvinger kan nu alleen nog buigen in het PIP-gewricht en metacarpofalangeaal.

18.8 Follow-up

Al enkele maanden na de operatie is er sprake van een veel betere grijpfunctie: voorwerpen vastpakken is veel gemakkelijker geworden. De patiënt kan na verloop van tijd ook weer bomen snoeien en balken dragen, zoals hij gewend was voor het zaagincident. Wel blijft het lastig, door de verminderde sensibiliteit, om kleine voorwerpen te hanteren: knoopjes dichtmaken, spijkers oppakken of een naald hanteren blijven moeilijker met de linkerhand dan met de niet-aangedane rechterhand.

Ook de langetermijnfollow-up is zeer gunstig. Nu, 41 jaar later, is de man nog steeds druk met allerlei houtbewerkingactiviteiten als hakken, zagen, timmeren en dergelijke. Ook andere grove werkzaamheden zoals spitten, harken, boomklimmen (!) kan hij nog prima uitvoeren.

18.9 Bespreking

De casus toont enkele van de talloze operatieve mogelijkheden om na ernstig vingerletsel een deel van de oorspronkelijke handfunctie te herstellen. Hierbij moet men bedenken dat het ongeval meer dan veertig jaar geleden heeft plaatsgevonden en dat de huidige chirurgische mogelijkheden nu groter zijn dan toen. Re-implantaties na zaagtraumata zijn tegenwoordig gangbaar. Ook alle flexorpezen, zenuwen en bloedvaten worden nu hersteld om de handfunctie te verbeteren. De prognose van zenuwherstel bij iemand van 20 jaar is nu erg goed. Direct herstel na het trauma geeft altijd betere resultaten dan wanneer de chirurg een laattijdige reconstructie moet uitvoeren.

Waarschijnlijk zou bij deze patiënt de pink gespaard gebleven zijn als het ongeval in de huidige tijd had plaatsgevonden.

Literatuur

1. De Smet L, Driessens M, Stoffelen D, Van Ransbeek H, Van Veldhoven G. Handchirurgie. Leuven-Apeldoorn: Garant; 1999. Blz. 169.
2. Parkes A. The, "lumbrical plus" finger. J Bone Joint Surg Br. 1971;53(2):236–9.

Bijlagen

Bijlage I Peesletsels van de hand: indeling in zones – 138

Bijlage II Oorzaken van een lumbricalis plus-vinger – 140

Eerder verschenen delen uit de serie Orthopedische casuïstiek – 142

Register – 143

© Bohn Stafleu van Loghum is een imprint van Springer Media B.V., onderdeel van Springer Nature 2020
K. van Nugteren en P. Joldersma (Red.), *Fysiotherapie bij peesaandoeningen*, Orthopedische casuïstiek,
https://doi.org/10.1007/978-90-368-2422-4

Bijlage I Peesletsels van de hand: indeling in zones

Flexorpeesletsels en extensorpeesletsels van de hand worden op grond van hun locatie ingedeeld in aparte zones. Voor duim en duimmuis wordt een andere indeling gebruikt dan voor vingers en hand.

Peesletsels: indeling in zones op grond van de locatie van het letsel

a Extensorpeesletsels. De oneven zones lopen over de gewrichten. De even zones lopen ertussen.

Zone 1: op of iets distaal van het DIP-gewricht.
Zone 2: op de middelste falanx.
Zone 3: op het PIP-gewricht.
Zone 4: op de proximale falanx.
Zone 5: op het MCP-gewricht.
Zone 6: op de ossa metacarpalia.
Zone 7: op het polsgewricht (extensorencompartiment).
Zone 8: het distale deel van de onderarm, proximaal van het polsgewricht.

Voor de duim gelden de volgende zones:
Zone T1: op of iets distaal van het IP-gewricht van de duim.
Zone T2: op de proximale falanx van de duim.
Zone T3: op het MCP-gewricht van de duim.
Zone T4: op het os metacarpale van de duim.
Zone T5: op het polsgewricht (extensorencompartiment).

b Flexorpeesletsels:
- Zone 1: het deel van de m. flexor digitorum profundus dat zich distaal van de m. flexor digitorum superficialis-insertie bevindt.
- Zone 2: vanaf het proximale deel van de A1-pulley tot en met de insertie van de m. flexor digitorum superficialis aan de middelste falanx.
- Zone 3: de handpalm, van de carpale tunnel tot het proximale deel van de A1-pulley.
- Zone 4: onder de carpale tunnel.
- Zone 5: het distale deel van de onderarm tot aan het proximale deel van de carpale tunnel.

Voor de duim gelden de volgende zones:
- Zone 1 op het IP-gewricht en iets distaal ervan.
- Zone 2 van het MCP-gewricht tot aan het IP-gewricht.
- Zone 3 over het os metacarpale (de duimmuis).
- Zone 4 en 5 zijn gelijk aan die van de vingers [1].

Bijlage I Peesletsels van de hand: indeling in zones

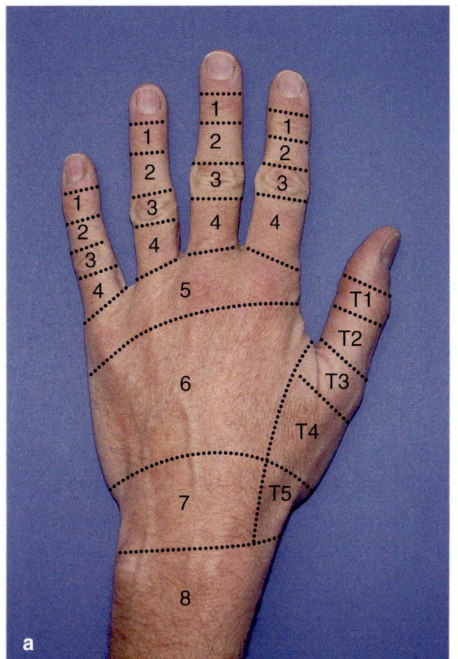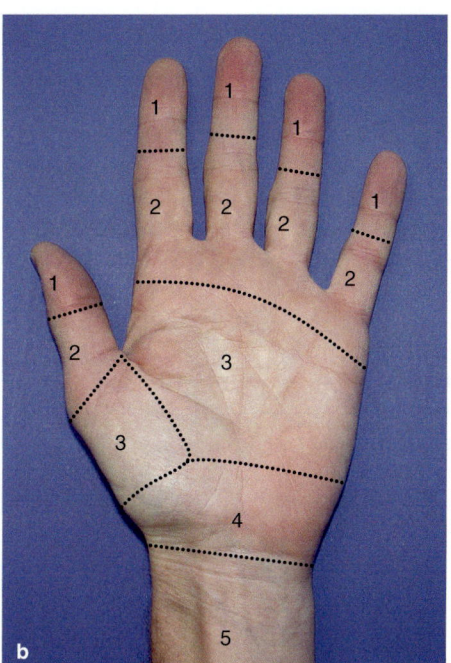

Figuur B1.1 Zones dorsaal en palmair

Bijlage II Oorzaken van een lumbricalis plus-vinger

Een lumbricalis plus-vinger ontstaat wanneer contractiekrachten van de m. digitorum profundus in te hoge mate worden overgedragen op de eindpees van de m. lumbricalis. ◘Figuur B2.1 (*naar Parkes 1971*) [2] toont een aantal oorzaken van de lumbricalis plus-vinger.

Literatuur

1. Van Lieshout J, Ritt MJPF. Atlas van de hand. Baarn: HB uitgevers; 2007. Hoofdstuk 4.
2. Parkes A. The, "lumbrical plus" finger. J Bone Joint Surg Br. 1971;53(2):236–9.

Bijlage II Oorzaken van een lumbricalis plus-vinger

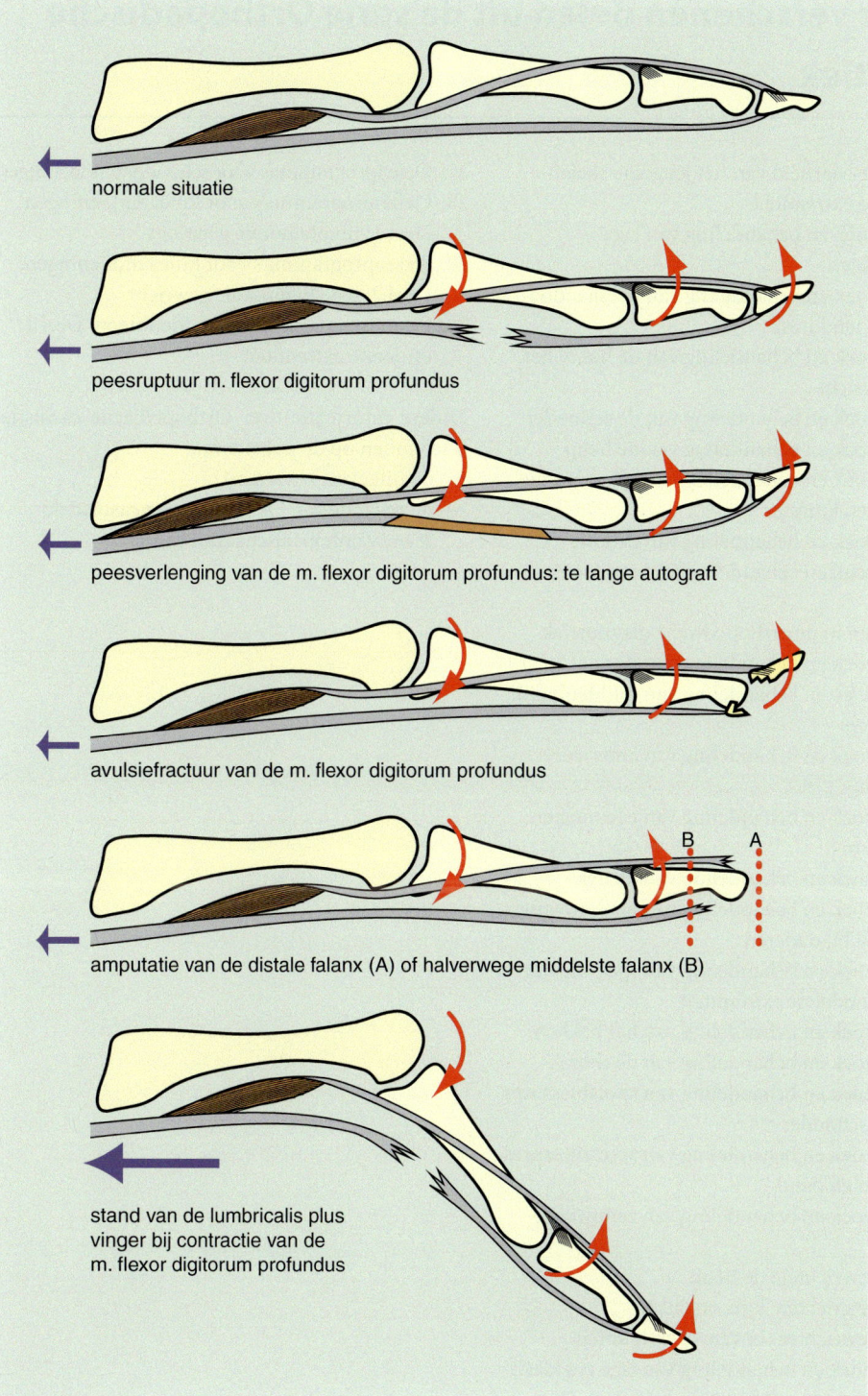

◘ Figuur B2.1 Lumbricalis plus-vinger, oorzaken

Eerder verschenen delen uit de serie Orthopedische casuïstiek

1. De kwetsbaarheid van het jeugdige skelet: onderste extremiteit
2. Onderzoek en behandeling van lage rugklachten
3. Onderzoek en behandeling van peesaandoeningen: tendinose
4. Onderzoek en behandeling van de hand: het polsgewricht
5. Onderzoek en behandeling van de schouder
6. Onderzoek en behandeling van de heup
7. Onderzoek en behandeling van spieraandoeningen en kuitpijn
8. Onderzoek en behandeling van de knie
9. Onderzoek en behandeling van artrose en artritis
10. Valkuilen in de orthopedische diagnostiek
11. Onderzoek en behandeling van de voet
12. Onderzoek en behandeling van middenhand en vingers
13. Onderzoek en behandeling van anterieure kniepijn
14. Onderzoek en behandeling van elleboog en onderarm
15. Onderzoek en behandeling van de nek
16. Onderzoek en behandeling van het bewegingsapparaat bij ouderen
17. Onderzoek en behandeling van sportblessures van de onderste extremiteit
18. Onderzoek en behandeling van het bekken
19. Onderzoek en behandeling van de thorax
20. Onderzoek en behandeling van sportblessures van de schouder
21. Onderzoek en behandeling van sportblessures van arm en hand
22. Onderzoek en behandeling van zenuwcompressie
23. Kunstgewrichten: de heup
24. Kunstgewrichten: knie en enkel
25. Kunstgewrichten: bovenste extremiteit
26. Onderzoek en behandeling van lage rugklachten, tweede, herziene druk
27. Oefenprogramma's voor schouderaandoeningen
28. Oefenprogramma's voor knieaandoeningen. Deel 1: tibiofemorale gewricht
29. Oefenprogramma's voor knieaandoeningen. Deel 2: patellofemorale gewricht
30. Fysiotherapie bij peesaandoeningen. Deel 1: onderste extremiteit

Nadere informatie over Orthopedische casuïstiek is te vinden op de website van:
- de uitgever: ▶www.bsl.nl
- de redactie van Orthopedische casuïstiek:
    ▶www.orthopedischecasuistiek.nl

Register

A

acromioplastiek 25, 44
American football 106
anastomosen 8
APL. Zie m. abductor pollicis longus
apofyse 14
apofysitis 73
autograft 135
auto-immuunreactie 10
avulsiefractuur 73

B

baseball finger 112
belly-presstest 48
boutonnièredeformiteit 16, 126
boutonnièremalformatie 126
bowstringing 17, 96
bursitis subacromialis 24

C

calcificatie 40
calcificatiefase 41
caput longum 17, 54
cmc1-artrose 103
collageen III 3
collageentype 3
collagene vezel 3
compressie van de n. radialis 63
coracoacromiale boog 27
corpus alienum 8
corticosteroïdgebruik 12

D

diabetes 101
diabetes type I 99
diepe dwarse frictie 64
DIP-gewricht. Zie distale interfalangeale gewricht 112
directe aanhechting 3
distale interfalangeale gewricht 126
doorbloeding 7, 8
dorsale aponeurose 135
drop-armtest 46
dumbelloefening 32

E

Eichhoff's test 81
elastischebandoefening 32
elleboogtendinose 72
enthesitis 8, 14
EPB. Zie m. extensor pollicis brevis
epicondylitis 72
epicondylose 72
epicondylosis lateralis humeri 62
excentrische krachttraining 13
extensor tendinitis 62
extensor tendinopathie 62
extensorencompartiment 80
extensorlag 115
extensorpees 126
– zijslippen 126
extracorporeal-shockwavetherapie 44, 64

F

FDP. Zie m. flexor digitorum profundus
FDS. Zie m. flexor digitorum superficialis
fibril 3
fibroblast 3
frictiesyndroom 14

G

glutamaat 11
groeischijf 14
grondsubstantie 3

H

hamervinger 112
hokkende vinger 96
hypothyreoïdie 99

I

impingementsyndroom 22, 32
indirecte aanhechting 4
innervatie 8
intern impingementsyndroom 28
intersectiesyndroom 14
intrinsic min finger 135
intrinsic plus finger 133

intrinsieke handspier 16

J

jersey finger 106

K

kalkdepot 40
kalkspat 10
Kennedy/Hawkins 22
kleinertspalk 107

L

lagtest 46
late cockingfase 28
laterale elleboogtendinopathie 62
laterale elleboogtendinose 62, 68
laterale epicondylalgia 62
lift-offtest 48
ligamentum collaterale laterale 63
ligamentum transversum humeri 17
little league elbow 73
losmazig bindweefsel 5
lumbricalis plus-vinger 108, 133

M

m. abductor pollicis longus 80
m. biceps brachii 54
m. extensor digitorum 126
m. extensor pollicis brevis 80
m. flexor digitorum profundus 96, 133
m. flexor digitorum superficialis 96, 134
m. infraspinatus 48
m. lumbricalis 135
m. supraspinatus 48
mallet finger 16, 112
malletspalkje 114
matrix 3
mediale elleboogtendinose 72, 76
metacarpofalangeale gewricht 96

N

n. radialiscompressie 64
neovascularisatie 7
nodule 97

O

oefenblokje 120
operatie volgens Neer 27
opereren 14
os metacarpale V 133

P

paratenon 5
partiële ruptuur 12
pathologie 8
pees 3
peesglij-oefening 88, 101
peesluxatie 17
peesruptuur 16
peesschede 5, 15, 16
peestranspositie 57
piëzo-elektrische spanning 13
PIP-gewricht. *Zie* proximale interfalangeale gewricht
polymyalgia rheumatica 54
Popeye sign 54
postcalcificatiefase 41, 42
precalcificatiefase 41
prednison 12
proteoglycaanketen 12
proximale interfalangeale gewricht 126
pulley 96

Q

Quinnell 99

R

resorptiefase 41
retinaculum 5
reumatische artritis 16
reumatoïde artritis 10, 15, 99
rotatorcuffdegeneratie 25
rotatorcufflaesie 46
rugby 106
ruptuur 8

S

SLAP-laesie 59
snapping finger 96
spalken 101
spier-peesovergang 5
spierreuma 54
subacromiaal pijnsyndroom 22

sulcus bicipitalis 17
sulcus intertubercularis 59
superieure migratie 24
swan-neckdeformiteit 16, 116, 127
synoviale peesschede 5
synovitis 99

T

tendinitis 9
tendinitis calcarea 8, 10, 40
tendinopathie 11
tendinose 10, 63
– histologische kenmerken 11
– stadia 13
tendon glide exercise (TGE) 101
tendosynovitis 15
tendovaginitis 15, 80, 97
tendovaginitis crepitans 15
tendovaginitis stenosans (TVS) 15, 96
tenniselleboog 62
tenoblast 3, 12
tenocyt 3
tenosynovitis 80
tenosynovitis stenosans 97
TENS, transcutane elektrische zenuwstimulatie 64
test van Finkelstein 80, 81
TGE. *Zie* tendon glide exercise
thermoplast 120
traumatische tendinitis 9
trigger finger 15, 96
trombocytrijk plasma 44
tuberculum supraglenoidale 54
turnover rate 3
TVS. *Zie* tendovaginitis stenosans
type III collageen 63

V

vagina fibrosa tendinis 5
veroudering 12
vingergoniometer 115
volaire plaat 16, 17
vrij zenuwuiteinde 13
vuistpositie 102

W

WHAT. *Zie* wrist hyperflexion and abduction of the thumb
WHAT-test 80
wondgenezing 9
wrist hyperflexion and abduction of the thumb (WHAT) 82

Y

Yocumtest 22

Z

zaagincident 132
zwanenhalsdeformatie 116

If you have any concerns about our products,
you can contact us on
ProductSafety@springernature.com

In case Publisher is established outside the EU,
the EU authorized representative is:
**Springer Nature Customer Service Center GmbH
Europaplatz 3, 69115 Heidelberg, Germany**

Printed by Libri Plureos GmbH
in Hamburg, Germany